Avant et après bébé

Exercices et conseils
Nouvelle édition

La Collection du CHU Sainte-Justine
pour les parents

Avant et après bébé

Exercices et conseils
Nouvelle édition

Chantale Dumoulin

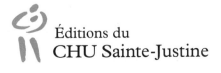

Éditions du
CHU Sainte-Justine

Catalogage avant publication de Bibliothèque et Archives nationales du Québec et Bibliothèque et Archives Canada

Dumoulin, Chantale

Avant et après bébé : exercices et conseils

Éd. rev. et augm.

(La Collection du CHU Sainte-Justine pour les parents)

Publ. antérieurement sous les titres : En forme après bébé. c2000 ; et, En forme en attendant bébé. c2001.

Comprend des réf. bibliogr. et un index.

ISBN 978-2-89619-426-1

1. Gymnastique prénatale et postnatale. 2. Femmes enceintes - Santé et hygiène. 3. Mères - Santé et hygiène. 4. Exercices féminins. I. Titre. II. Titre : En forme après bébé. III. Titre : En forme en attendant bébé. IV. Collection : Collection du CHU Sainte-Justine pour les parents.

RG558.7.D85 2011   618.2'44   C2011-940128-2

Illustration de la couverture : Marion Arbona

Illustrations intérieures : Madeleine Leduc

Photos : André Gamache et Claude Dolbec

Conception graphique : Nicole Tétreault

Diffusion-Distribution au Québec : Prologue inc.
en France : CEDIF (diffusion) – Daudin (distribution)
en Belgique et au Luxembourg : SDL Caravelle
en Suisse : Servidis S.A.

Éditions du CHU Sainte-Justine
3175, chemin de la Côte-Sainte-Catherine
Montréal (Québec) H3T 1C5
Téléphone : (514) 345-4671
Télécopieur : (514) 345-4631
www.editions-chu-sainte-justine.org

Dépôt légal : Bibliothèque et Archives nationales du Québec, 2011
Bibliothèque et Archives Canada, 2011

ASSOCIATION
NATIONALE
DES ÉDITEURS
DE LIVRES

Membre de l'Association nationale des éditeurs de livres

À mes deux filles, Pascale et Camille

REMERCIEMENTS

J'aimerais remercier les Éditions du CHU Sainte-Justine, plus particulièrement Luc Bégin, pour la première édition de *En forme en attendant bébé* et *En forme après bébé*, Marise Labrecque, responsable des éditions, et Marie-Ève Lefebvre, éditrice, pour leur soutien et leur encouragement tout au long de l'élaboration des textes. Mes remerciements s'adressent également à Nicole Tétreault, conceptrice graphique, ainsi qu'à Claude Dolbec et André Gamache, photographes respectifs de la première et de la deuxième édition. Merci aussi à Sophie Lapointe, qui a accepté de servir de modèle dans ce présent ouvrage.

Je remercie Ghislaine Lavoie, professeure adjointe de clinique à l'École de réadaptation de la Faculté de médecine de l'Université de Montréal, Mélanie Morin, professeure adjointe à l'École de réadaptation de la Faculté de médecine et des sciences de la santé de l'Université de Sherbrooke, et Louise Duperron, chef gestionnaire médicale du Programme mère-enfant au CHU Sainte-Justine et chargée d'enseignement clinique au Département d'obstétrique gynécologie de la Faculté de médecine de l'Université de Montréal, pour leur travail de relecture hautement professionnel.

Finalement, merci à toutes les futures mamans avec qui j'ai beaucoup appris.

TABLE DES MATIÈRES

Préface

Depuis près de 20 ans, j'ai le plaisir de côtoyer madame Chantale Dumoulin. Au cours de ces années, j'ai pu constater son engagement dans le domaine de la santé de la femme, tant en recherche et en enseignement qu'en soins aux femmes éprouvant des problèmes de plancher pelvien.

Dans cette deuxième édition sont traités les changements physiologiques de la grossesse et les inconforts engendrés par ceux-ci. Des conseils judicieux ainsi qu'un programme d'exercices sérieux aideront au bon déroulement de la grossesse, de l'accouchement et de la remise en forme postnatale.

J'espère que ce livre saura vous inspirer pour une maternité des plus heureuses.

Louise Duperron M.D., F.R.C.S.
Chef gestionnaire médicale du
Programme mère-enfant
CHU Sainte-Justine

Chargée d'enseignement clinique au
Département d'obstétrique gynécologie de la
Faculté de médecine de l'Université de Montréal

INTRODUCTION

La maternité, qui comprend la grossesse, l'accouchement et la période postnatale, est un moment de grands changements dans la vie d'une femme. En l'absence de complications médicales et obstétricales, la pratique d'exercices physiques pendant cette période est primordiale. Non seulement peut-elle faciliter l'accouchement, mais elle peut aussi prévenir le déclin de la forme musculaire et cardiovasculaire, le gain de poids excessif, un risque accru de diabète de grossesse ou d'hypertension artérielle provoquée par la grossesse, l'apparition de varices et de thrombose, l'incidence plus élevée de problèmes physiques et d'inconforts comme les douleurs lombaires et le souffle court. L'exercice physique peut, par conséquent, améliorer la qualité de vie pendant et après la grossesse.

Ce livre explique, dans des termes simples, les changements physiques et physiologiques que vous vivrez tout au long de votre grossesse et durant la période postnatale. Il décrit les symptômes et malaises les plus fréquents durant la maternité. Il contient également des renseignements pratiques et suggère des exercices qui vous permettront de garder votre forme en plus de soulager vos inconforts.

Nous avons divisé ce guide pratique en deux parties, qui se rapportent respectivement à la grossesse et à la période postnatale. Prenez le temps de lire la section qui vous concerne en entier d'abord, puis relisez attentivement les suggestions qui vous intéressent plus spécifiquement.

Pour pratiquer un programme d'exercices quotidien pendant la grossesse ou après l'accouchement, vous pouvez consulter les tableaux d'exercices à la fin de chacune des parties de l'ouvrage (pages 118 et 216). Pour en savoir plus sur un malaise ou un inconfort en particulier, référez-vous à l'index (page 221).

PREMIÈRE PARTIE

En forme en attendant bébé

La grossesse est une période pendant laquelle le corps de la femme vit de grands changements sur les plans physique (changement de posture, augmentation du poids) et physiologique (augmentation du volume sanguin, changements hormonaux).

En devenant enceinte, vous prendrez plus conscience de votre corps et de ses capacités. Cette nouvelle conscience devrait vous stimuler à entreprendre un programme d'exercices. L'exercice physique vous donnera plus d'énergie et de force et vous aidera à vous sentir moins fatiguée. De plus, il vous aidera à réduire les maux de dos, les crampes aux mollets, le souffle court et les varices, des symptômes que beaucoup de femmes éprouvent pendant leur grossesse. Non seulement les exercices vous permettront de mieux vous sentir, mais ils vous prépareront aussi pour l'accouchement.

Bonne grossesse !

CHAPITRE 1

Le système respiratoire

La respiration

Dès les premiers mois de grossesse, vous remarquerez que votre respiration est plus rapide et que vous vous essoufflez plus rapidement. C'est que, déjà, votre volume sanguin augmente pour répondre aux nouvelles demandes en oxygène de l'utérus et du bébé. Le cœur bat plus vite pour faire circuler le volume du sang augmenté et, conséquemment, la respiration devient plus rapide.

Il est très important de bien respirer pendant la grossesse, d'autant plus que vous le ferez pour deux. Or, pour bien respirer, il faut comprendre le mécanisme de la respiration normale, qui se divise en deux temps : l'inspiration et l'expiration.

L'inspiration se fait à l'aide du diaphragme (le muscle de l'inspiration) qui se contracte, c'est-à-dire qui descend vers le bas, laissant l'air entrer dans les poumons. Quant à l'expiration, elle se fait lorsque le diaphragme se relâche et que le contenu abdominal reprend sa place. À ce moment, l'air sort passivement.

Contrairement aux exercices de respiration traditionnels où l'on inspire activement dans un premier temps et où l'on expire passivement dans un deuxième temps, les exercices conseillés pour la grossesse débutent par une expiration active, c'est-à-dire à l'aide des muscles profonds du ventre

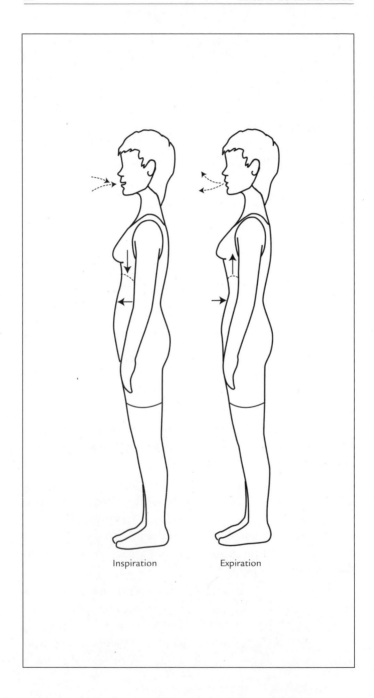

Inspiration   Expiration

qui aident le diaphragme à chasser l'air des poumons. Ces exercices permettent de bien entretenir les muscles profonds de l'abdomen, les préparant ainsi pour l'accouchement.

Exercice 1.1
LA RESPIRATION ABDOMINALE

Cet exercice est très important puisqu'il améliore l'oxygénation de votre corps et, par conséquent, celle du bébé. De plus, il est à la base de tous les exercices du programme prénatal. Pratiquez-le plusieurs fois par jour, surtout lorsque vous êtes essoufflée, fatiguée ou stressée. Vous verrez qu'il favorise la relaxation.

- Dans la position de votre choix – couchée, assise ou debout – commencez par expirer.

- Pour ce faire, expirez par la bouche de façon à serrer doucement le ventre en ceinture pour chasser l'air lentement. Ne forcez pas l'expiration, vous n'avez pas à vider l'air rapidement. Expirez lentement, juste assez longtemps pour sentir le travail des muscles profonds du ventre (resserrement du bas-ventre).

- Puis relâchez le ventre ; l'inspiration se fera toute seule. **Faites 2 à 3 séries de 10 mouvements par jour, à tous les jours.**

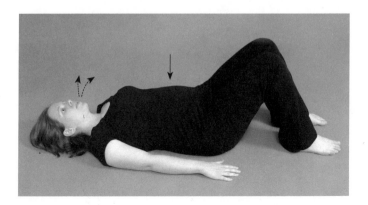

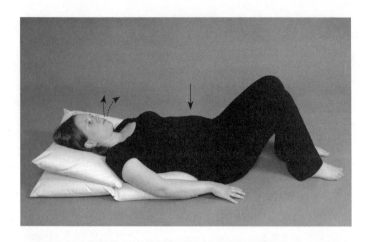

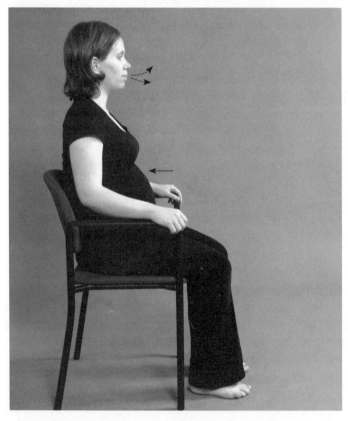

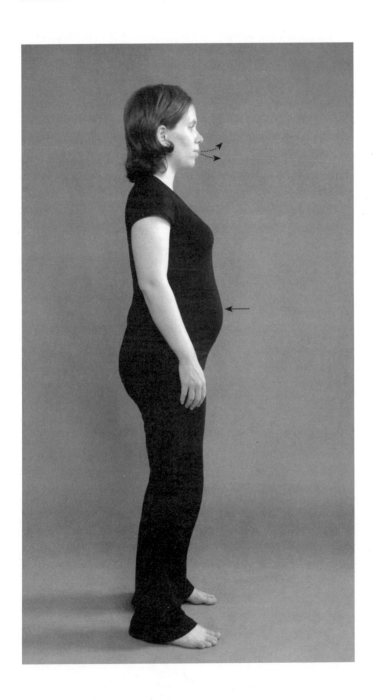

La position que vous adoptez pour effectuer vos respirations joue un grand rôle dans l'efficacité des exercices. Une position voûtée ou repliée, par exemple si vous êtes assise dans un sofa très bas, ne vous permettra ni de serrer ni de relâcher correctement le ventre. Vous limiterez ainsi les mouvements de votre diaphragme, l'expansion de votre thorax et, par conséquent, l'efficacité de vos respirations. Vous vous sentirez mal à l'aise et à bout de souffle. Choisissez plutôt une position où la colonne est droite. Grandissez-vous et respirez !

En position assise, assurez-vous d'avoir le bas du dos bien appuyé ; l'angle entre le tronc et la cuisse devrait être de 90°.

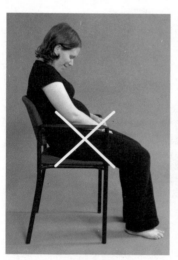 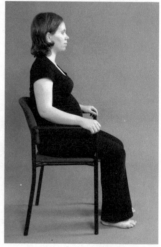

Les inconforts reliés à la respiration pendant la grossesse

Le souffle court

Pendant la grossesse, et plus particulièrement à partir du 6e mois, le fœtus qui grandit repousse votre diaphragme (muscle de l'inspiration) vers le haut, ce qui comprime la base de vos poumons. À la fin de la grossesse, le diaphragme s'est déplacé de 4 cm et plus vers le haut, ce qui rend difficiles les inspirations profondes. Plusieurs femmes enceintes ont la respiration courte et, au moindre effort (marche, escalier, etc.), elles sont rapidement essoufflées.

Exercice 1.2

LA POSITION DES BRAS DANS LA RESPIRATION ABDOMINALE

Pour réduire cette sensation de souffle court, pratiquez l'exercice de la respiration abdominale (1.1, page 23) dans une position où votre colonne est bien droite.

- Pour aider l'inspiration, placez vos bras à la hauteur de vos épaules ou au-dessus de votre tête, de façon à ouvrir votre cage thoracique.

- Lorsque vous relâchez le ventre, que l'inspiration se fait toute seule, sentez et encouragez l'expansion des côtes sur les côtés.

- Effectuez aussi l'exercice 1.3 (voir page suivante).

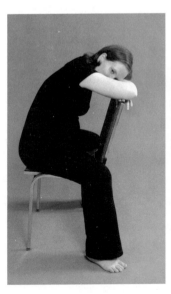
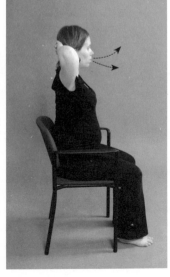

Exercice 1.3
L'OUVERTURE DE LA CAGE THORACIQUE EN POSITION COUCHÉE SUR LE DOS OU DEMI-ASSISE

- Prenez la position couchée sur le dos, genoux fléchis, pieds à plat.

- Placez vos bras au-dessus de votre tête, paumes des mains l'une dans l'autre, pouces en contact avec le sol.

- Faites l'exercice de la respiration abdominale (1.1, page 23) en allongeant les bras.

- Maintenez la position d'étirement 30 à 45 secondes.

- **Faites 1 à 2 séries de 5 mouvements par jour, 5 jours par semaine,** si vous avez le souffle court.

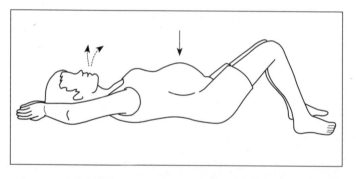

Attention de ne pas cambrer votre dos : gardez en tout temps le creux du dos collé au sol. **Après 16 à 20 semaines de grossesse, vous vous sentirez plus à l'aise dans une position semi-assise que dans une position couchée à plat. Supportez bien le cou et le haut du dos avec des oreillers supplémentaires.**

Conseil

Lorsque vous marchez ou que vous montez un escalier, réduisez le rythme et pensez à expirer activement puis, lors de l'inspiration, sentez et encouragez l'expansion des côtes sur les côtés (voir la respiration abdominale 1.1, page 23) : vous serez moins à bout de souffle à l'arrivée.

Les douleurs costales

Au fur et à mesure que l'utérus prend de la place dans l'abdomen, la cage thoracique s'ouvre, étirant ainsi les tissus intercostaux. Cette augmentation rapide du diamètre de la cage thoracique, qui peut atteindre plus de 2 cm, entraîne parfois des douleurs intermittentes aux côtes, comme des brûlures et des engourdissements.

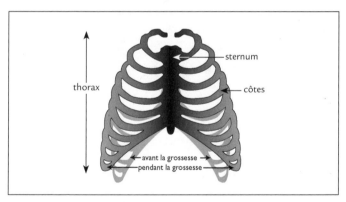

Exercice 1.4
Dégagement des côtes

Pour soulager ces douleurs, veillez à ce que la taille de votre soutien-gorge soit adéquate (vous devrez sans doute porter une taille plus grande au cours de la grossesse).

• Dégagez les côtes en adoptant une position où les deux bras sont au-dessus de la tête ou une autre position où vous fléchirez votre tronc du côté opposé à la douleur.

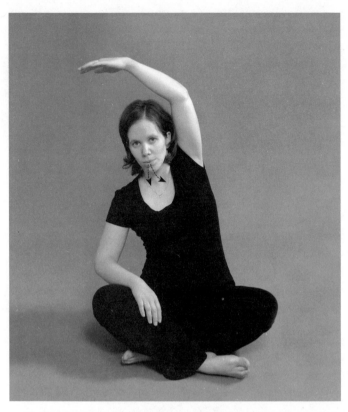

- Pratiquez l'exercice de la respiration abdominale (1.1, page 23) en position assise, tronc fléchi du côté opposé à la douleur avec bras en élévation, et l'exercice de la position des bras dans la respiration abdominale (1.2, page 27) en position couchée sur le dos.

Conseil

L'application d'un sac de glace concassée dans une serviette humide pendant période de 20 à 30 minutes peut également soulager les douleurs costales.

CHAPITRE 2

Le système circulatoire

La circulation

Comme nous l'avons vu précédemment, le volume du sang augmente pendant la grossesse (de 40 %) pour répondre à la demande grandissante du placenta. Cependant, l'augmentation du plasma sanguin est plus considérable que celle des cellules d'hémoglobine, ce qui entraîne une chute du niveau d'hémoglobine accompagnée d'une anémie de grossesse. Cette anémie de la femme enceinte est une cause fondamentale de la fatigue généralisée qui apparaît dès le début de la grossesse. Cette fatigue est donc normale.

Prenez le temps de vous reposer tout au long de votre grossesse et pratiquez une activité physique ainsi que les exercices de notre programme pour vous donner un peu plus d'énergie (voir le chapitre 9 – L'activité physique et la grossesse).

De plus, les changements hormonaux qui surviennent pendant la grossesse agissent sur la circulation sanguine. Ils rendent les veines paresseuses ; le retour du sang veineux est donc plus lent et moins efficace. De plus, aux 2e et 3e trimestres, lorsque le ventre grossit, que le dos se cambre et que le bébé est bas, les veines sont comprimées au niveau de l'aine, ce qui gêne le retour du sang veineux vers le cœur (voir la section « Les postures de grossesse », page 83). Cela peut causer des problèmes circulatoires comme de l'enflure, des varices des jambes, des varices de la vulve et des hémorroïdes.

Les varices des jambes

Les varices des jambes sont des veines dilatées par lesquelles le sang tarde à retourner vers le cœur. Elles sont plus prononcées et plus douloureuses en position debout et beaucoup moins apparentes en position couchée. Voici quelques conseils qui peuvent vous aider à prévenir les varices des jambes.

- Évitez les positions suivantes :
  - Debout sans bouger pendant de longues périodes ;
  - Assise, les jambes croisées ;
- Favorisez plutôt la position couchée avec les jambes élevées et les pieds plus hauts que le cœur pour permettre un meilleur retour du sang veineux ;

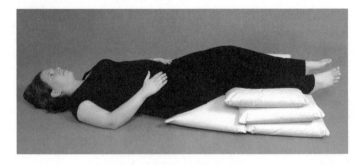

- Pratiquez fréquemment les exercices circulatoires en position couchée ou en position debout (voir 2.1 : mobilisation des chevilles, et 2.2 : exercices circulatoires en position debout, page 41) ;
- Si vous devez adopter la position debout pour une période prolongée ou si vous marchez, prenez une bonne posture (voir la section « La position debout », page 83) et pratiquez les exercices circulatoires en position debout (2.2, page 41) ;
- Portez un bas de soutien de grossesse (bas de contention), que vous aurez mis au lit avant de vous lever. Différents types de bas exercent différentes pressions. Votre médecin vous prescrira celui qui vous convient le mieux ;

- Massez-vous ou, encore mieux, faites-vous masser les jambes et les bras. Pour réduire l'œdème et accélérer la circulation sanguine, le massage doit se faire à partir des extrémités vers le cœur. En cas d'œdème au pied ou pour prévenir les varices, massez le pied, puis la cheville, le mollet et la cuisse en faisant de grands mouvements de l'extrémité vers le centre.

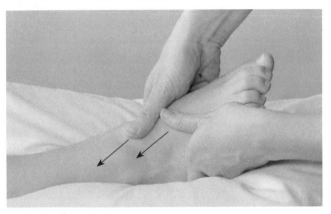

Les varices de la vulve

Les varices de la vulve sont des veines dilatées au niveau de la vulve. Elles apparaissent aux 2e et 3e trimestres, lorsque le fœtus comprime les vaisseaux sanguins du petit bassin, rendant difficile la circulation veineuse vers le cœur. Peu fréquentes mais extrêmement douloureuses, elles ont l'avantage de généralement disparaître après l'accouchement. Pour prévenir et traiter les varices de la vulve :

- Évitez la position debout sans bouger pendant de longues périodes ;
- Favorisez plutôt la position couchée sur le dos, fesses plus hautes que le cœur ;
- Évitez la constipation et, en conséquence, de pousser quand vous allez à la selle (voir page 52) ;
- Évitez de forcer lorsque vous soulevez un objet lourd (voir page 49) ;

- Faites fréquemment l'exercice circulatoire pour le périnée en position couchée (2.3, page 42) ;
- Pour soutenir le périnée, portez dès le matin une serviette hygiénique épaisse, que vous aurez mise dans la culotte avant de vous lever ;
- Si le problème est important, procurez-vous un support périnéal de maternité, disponible chez les orthésistes ;
- Appliquez un sac de glace concassée dans une serviette humide pendant 20 à 30 minutes, 1 ou 2 fois par jour, pour soulager la douleur et réduire l'enflure.

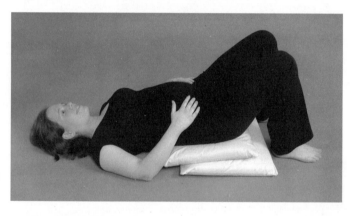

Les hémorroïdes

Les hémorroïdes sont des veines dilatées au niveau de l'anus. Elles sont causées par la compression des veines dans le petit bassin et peuvent être aggravées par la constipation. Pour prévenir et soulager les hémorroïdes :

- Évitez la constipation (voir page 52) ;
- Évitez de forcer lorsque vous allez à la selle ou lorsque vous soulevez un objet lourd (voir page 49) ;
- Évitez la position debout sans bouger pendant de longues périodes ;
- Favorisez plutôt la position couchée sur le dos, fesses plus hautes que le cœur (voir photo ci-dessus) ;

- Faites fréquemment l'exercice circulatoire pour le périnée en position couchée (2.3, page 42);

- Appliquez un sac de glace concassée dans une serviette humide pendant une période de 20 à 30 minutes, 1 ou 2 fois par jour, pour soulager la douleur et réduire l'enflure.

Les crampes

Les crampes sont communes chez beaucoup de femmes pendant la grossesse. Elles se produisent généralement la nuit ou le matin lorsque vous vous étirez. La crampe aux mollets est la plus fréquente, mais vous pouvez en avoir également aux pieds ou aux cuisses. Pour prévenir les crampes:

- Évitez de pointer le pied lorsque vous êtes au lit et que vous vous étirez;

- Pratiquez les étirements du mollet en position assise avant d'aller dormir (2.4, page 43);

- Avant de vous coucher, allez marcher un peu ou prenez un bain chaud-tiède pour prévenir les crampes nocturnes.

- Pour soulager une crampe dans un mollet, ramenez lentement les orteils vers vous en étendant le genou (2.4, page 43). Gardez cette position jusqu'à ce que la douleur disparaisse.

- Ne faites jamais de massages vigoureux des mollets pendant une crampe. Vous causeriez ainsi une douleur persistante associée à une ecchymose (bleu) qui durerait une journée ou deux. Si la crampe persiste, effectuez l'étirement du mollet en position debout (2.4, page 43).

L'enflure des jambes

L'enflure des jambes, et plus particulièrement des chevilles, se produit, comme on l'a vu précédemment, aux 2e et 3e trimestres, lorsque le ventre grossit, que le dos se cambre et que le bébé est bas, ce qui gêne le retour de la circulation sanguine vers le cœur.

Attention! Si l'enflure est généralisée, s'étendant aux jambes, aux bras et au visage, que vous avez pris beaucoup de poids en peu de temps et que vous avez des maux de tête, consultez votre médecin.

Par contre, si l'enflure est localisée, qu'elle a tendance à augmenter quand vous êtes debout ou en fin de journée, et à diminuer quand vous êtes reposée, suivez les conseils suivants qui vous aideront à la prévenir ou à la diminuer.

- Évitez les positions:
  - Debout pendant de longues périodes sans bouger;
  - Assise pendant de longues périodes, les jambes croisées;
- Favorisez plutôt la position couchée avec les jambes élevées et les pieds plus hauts que le cœur, pour permettre un meilleur retour du sang vers le cœur (voir la photo, page 32);
- Pratiquez fréquemment les exercices circulatoires en position couchée ou en position debout (voir 2.1: mobilisation des chevilles, et 2.2: exercices circulatoires en position debout, page 41);
- Si vous devez adopter la position debout pour une période prolongée ou si vous marchez, pensez à prendre une bonne posture (voir la section «La position debout», page 83) et pratiquez les exercices circulatoires en position debout (2.2, page 41);
- Massez-vous ou, encore mieux, faites-vous masser les jambes. Pour réduire l'œdème et accélérer la circulation sanguine, le massage doit se faire à partir des extrémités vers le cœur. Massez les pieds, puis les chevilles, les mollets et les cuisses en faisant de grands mouvements de l'extrémité vers le centre (voir la photo, page 33);
- Portez un bas de soutien de grossesse (bas de contention), que vous aurez mis au lit avant de vous lever.

La compression du nerf tibial postérieur

Si les chevilles sont très enflées, l'enflure peut comprimer un nerf très superficiel (le nerf tibial postérieur), au niveau de la cheville. Cette compression provoque une sensation d'engourdissements sous le pied et les orteils. Les conseils pour réduire l'enflure des jambes aideront à prévenir ou à diminuer ces engourdissements du pied.

L'enflure des mains

Aux 2e et 3e trimestres, le retour de la circulation sanguine allant des mains vers le cœur peut également être perturbé. Cela entraîne l'enflure des doigts et des mains en fin de journée. Pour prévenir ou diminuer l'enflure des mains :

- Évitez de passer de longues périodes en position debout, les bras le long du corps ;
- Privilégiez plutôt les positions où les mains sont en appui et placées plus haut que le cœur, afin de favoriser un meilleur retour du sang vers le cœur ;
- Au besoin, enlevez vos bagues ;
- Pratiquez fréquemment les exercices circulatoires en position couchée, assise ou debout (voir 2.5 : mobilisation des poignets et des doigts, page 44) ;
- Massez-vous ou, encore mieux, faites-vous masser les mains et les avant-bras. Pour réduire l'œdème et accélérer la circulation sanguine, les massages doivent se faire à partir des extrémités vers le cœur. Pour un œdème des mains, massez les doigts, les paumes, puis les poignets et les avant-bras, en faisant de grands mouvements de l'extrémité vers le centre.

Le syndrome du tunnel carpien

Si vos doigts enflés sont engourdis ou douloureux et que vous sentez moins de force dans les muscles de vos mains, le problème est différent et un peu plus complexe. Il pourrait s'agir du syndrome du tunnel carpien. En fait, l'enflure due à la grossesse comprime des nerfs qui passent dans un petit ligament en forme d'anneau à la base de la main. Cette compression vous donne une sensation d'engourdissements et de douleur dans les doigts de la main, surtout le pouce, l'index et le majeur. Le syndrome du tunnel carpien touche 3 % des femmes enceintes et, dans la plupart des cas, se résorbe après la grossesse. Pour prévenir ou diminuer ce malaise pendant la grossesse :

- Évitez l'extension complète ou la flexion complète du poignet, car ces deux positions de la main pourraient augmenter la compression du tunnel carpien ;

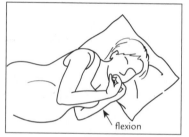 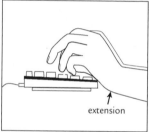

- Privilégiez plutôt des positions qui limitent la compression tout en favorisant un meilleur retour du sang vers le cœur, telles que :
  - Les positions neutres des mains, c'est-à-dire sans flexion ni extension complète ;
  - L'élévation de la ou des mains au-dessus du cœur ;

- Pratiquez fréquemment les exercices circulatoires en position couchée, assise ou debout (voir 2.5 : mobilisation des poignets et des doigts, page 44) ;

- Massez-vous ou, encore mieux, faites-vous masser les mains. Pour réduire l'œdème et la douleur, en plus d'accélérer la circulation sanguine, les massages doivent se faire à partir du bout des doigts vers les poignets. Massez les doigts, les paumes, puis les poignets et les avant-bras, en faisant de grands mouvements de l'extrémité vers le centre ;

- Pendant 20 à 30 minutes, vous pouvez appliquer sur la face interne du poignet un sac de glace concassée dans une serviette humide. Vous soulagerez la douleur et réduirez l'enflure en y appliquant du froid régulièrement, c'est-à-dire 1 ou 2 fois par jour ;
- Utilisez une orthèse thermoplastique de repos pour maintenir le poignet en position neutre la nuit ;
- Consultez un ou une physiothérapeute qui pourra vous offrir un traitement efficace pour soulager ce malaise pendant la grossesse.

La thrombophlébite

La thrombophlébite est causée par la présence d'une thrombose (caillot) de sang à l'intérieur de la veine, associée à une inflammation de la paroi veineuse. Elle est potentiellement dangereuse parce que le caillot peut se déplacer, et alors engendrer des complications parfois très graves. Elle peut toucher toutes les veines du corps, mais ce sont les veines des jambes qui sont le plus souvent atteintes. Le ralentissement de la circulation sanguine dans les veines des jambes tel que vécu par la femme enceinte, une immobilisation comme l'alitement ou un voyage prolongé en avion sont des facteurs qui peuvent favoriser le développement d'une thrombophlébite. Voici quelques conseils pour prévenir les thrombophlébites.

- Évitez les positions suivantes :
  - Debout sans bouger pendant de longues périodes ;
  - Assise, les jambes croisées ;
- Favorisez plutôt la position couchée avec les jambes élevées et les pieds plus hauts que le cœur pour permettre un meilleur retour du sang veineux ;
- Pratiquez fréquemment les exercices circulatoires en position couchée ou en position debout (voir 2.1 : mobilisation des chevilles, et 2.2 : exercices circulatoires en position debout, page 41) ;

- Marchez régulièrement ;
- Lors de longs voyages, en particulier en avion, où il est difficile de bouger, portez un bas de soutien de grossesse (bas de contention) et faites l'exercice de la mobilisation des chevilles et les exercices circulatoires en position debout (page 41) régulièrement.

Les chutes de tension artérielle

La perte de conscience ou ses signes précurseurs, tels les bouffées de chaleur, les vertiges et les engourdissements dans les jambes, peuvent survenir au 2e trimestre chez certaines femmes enceintes. Pour prévenir ces malaises, évitez d'adopter la position debout sans bouger pendant de longues périodes, portez un bas de soutien de grossesse (bas de contention) et pratiquez les exercices circulatoires en position debout (2.2, page 41).

Le syndrome hypotensif de grossesse

À partir du 3e trimestre, certaines femmes ressentent des malaises dans la position couchée à plat sur le dos : nausées, étourdissements et impression de perdre conscience. C'est qu'en position couchée (étendue sur le dos), l'utérus dilaté peut comprimer la veine cave inférieure, un vaisseau sanguin important qui ramène le sang vers le cœur. En comprimant cette veine, le retour veineux est diminué et vous subissez ce qu'on appelle le « syndrome hypotensif de grossesse ». Pour libérer la veine cave et éliminer nausées et étourdissements, tournez-vous simplement sur le côté et évitez de reprendre la position couchée sur le dos, à plat. Prenez plutôt une position semi-assise pour faire tous vos exercices dès la 16e semaine de grossesse (voir photo page 24).

Les exercices circulatoires

Exercice 2.1
LA MOBILISATION
DES CHEVILLES

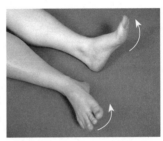

- Dans la position couchée sur le dos, les jambes légè-rement plus élevées que le cœur (voir photo page 32), faites de petits cercles avec les chevilles et bougez les orteils.

- **Répétez de 1 à 2 minutes au besoin.**

Cet exercice stimule la circulation sanguine et aide à résorber l'enflure des jambes.

Exercice 2.2
LES EXERCICES CIRCULATOIRES EN POSITION DEBOUT

La position debout sans bouger pour de longues périodes est très difficile à maintenir et n'est pas très conseillée pendant la grossesse. Toutefois, si vous devez faire la queue à l'épicerie ou à la banque, prenez la position debout, pieds à plat (largeur des épaules) et suivez les consignes suivantes :

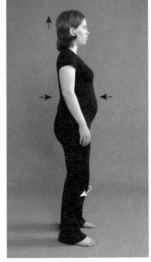

- Imaginez que vous portez sur la tête un objet très lourd. Redressez-vous de façon à ce que votre sternum soit aligné avec votre pubis, puis prenez un appui solide en vissant vos jambes dans le sol (vers l'extérieur) afin que le poids ne vous écrase pas. Vous sentirez alors que les muscles des jambes, des fesses, du dos et du ventre se resserrent pour combattre la pesanteur. Relâchez et répétez plusieurs fois, lentement.

- Vous pouvez également faire comme si vous vouliez vous mettre sur la pointe des pieds et redescendre, sans bouger toutefois. Relâchez et répétez plusieurs fois, lentement.

Ces exercices stimulent la circulation sanguine et vous aident à maintenir cette position très difficile lorsque vous êtes obligée de le faire.

Exercice 2.3
L'exercice circulatoire pour le périnée en position couchée

- Dans la position couchée, placez votre bassin plus haut que le cœur en ajoutant deux oreillers sous vos fesses.

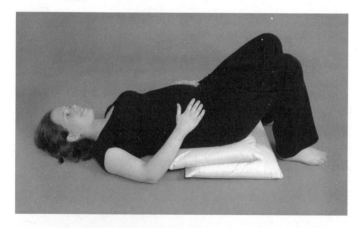

- Puis, sans causer de douleur, resserrez légèrement les muscles du plancher pelvien, comme pour retenir l'urine et les gaz, et relâchez. Faites 3 séries de 10 à 15 répétitions pendant 15 minutes. Cet exercice de « pompage » favorise la circulation sanguine et soulage la douleur occasionnée par les varices de la vulve et les hémorroïdes.

Exercice 2.4

L'ÉTIREMENT DU MOLLET

En position assise

- Dans la position assise, le genou tendu, ramenez votre pied vers vous à l'aide de votre main ou en tirant sur une serviette.

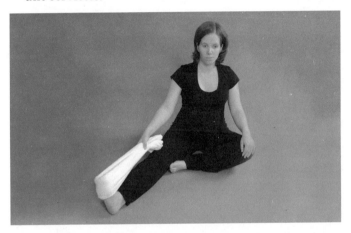

- Gardez la position d'étirement du mollet (sensation d'étirement sans douleur) pendant environ 30 à 45 secondes ou jusqu'à ce que la sensation d'étirement soit passée. **Relâchez 1 minute, puis répétez 3 à 5 fois.**

En position debout

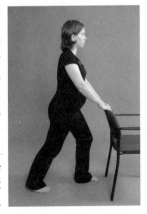

- Prenez la position debout, les mains appuyées contre le mur ou le dossier d'une chaise et les pieds placés l'un devant l'autre, jambe arrière (celle avec la crampe) tendue et talon fermement appuyé au sol.
- Fléchissez le genou de la jambe avant tout en vous inclinant vers le mur ou la chaise jusqu'à

ce que vous sentiez s'étirer le muscle du mollet de la jambe tendue.

- Maintenez cette position au moins 30 à 45 secondes ou jusqu'à ce que la tension disparaisse. **Répétez 3 à 5 fois.**

Exercice 2.5
LA MOBILISATION DES POIGNETS ET DES DOIGTS

Si l'enflure se situe dans les bras et les mains, prenez une position où ceux-ci sont plus élevés que le cœur et faites de petits cercles avec les poignets en bougeant les doigts ou en fermant et en ouvrant les mains. **Répétez de 1 à 2 minutes au besoin** afin d'aider l'enflure à se résorber.

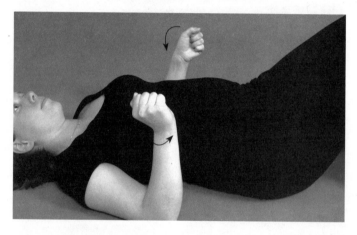

CHAPITRE 3

Les muscles du plancher pelvien

Les muscles du plancher pelvien sont constitués de trois épaisseurs musculaires qui forment la base du bassin. S'étendant comme un hamac entre le pubis et le coccyx, ces muscles jouent un rôle primordial dans le contrôle de l'urine, des gaz et des selles. Ils participent également au soutien des viscères, de l'utérus et de la vessie, en plus d'être essentiels à l'atteinte de l'orgasme féminin.

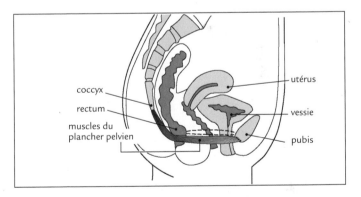

Peut-être entendez-vous parler pour la première fois de ces muscles « cachés » ? Eh bien, la grossesse est le moment idéal pour commencer à les exercer ! En effet, la grossesse et l'accouchement sont les causes premières d'un affaiblissement des muscles du plancher pelvien et des séquelles qui en découlent, comme les fuites d'urine, de gaz ou de selles,

les descentes d'organes et la diminution de la satisfaction sexuelle. Aussi, l'assouplissement des muscles du plancher pelvien pendant la grossesse ainsi que leur renforcement dans les périodes pré et postnatale sont nécessaires pour en prévenir l'affaiblissement.

Pendant la grossesse, l'augmentation du poids de l'utérus crée une pression sur les muscles du plancher pelvien, ce qui les affaiblit considérablement. De plus, les changements hormonaux agissent sur le bassin et les muscles du plancher pelvien, ce qui rend la contraction de ces muscles moins efficace. Près de 50 % des femmes ont des pertes d'urine, de gaz ou de selles pendant la grossesse, soit occasionnellement, soit tous les jours ; mais la situation est provisoire dans la plupart des cas. Pour atténuer ce problème pendant la grossesse et éviter qu'il persiste pendant la période post-natale (comme c'est le cas chez 10 % des femmes), pratiquez :

- Les exercices de renforcement des muscles du plancher pelvien ;
- L'assouplissement du périnée ;
- La prévention de la constipation.

Le renforcement des muscles du plancher pelvien

Des études ont démontré que les femmes qui pratiquent les exercices de renforcement des muscles du plancher pelvien dès la 20e semaine de grossesse ont 50 % moins de risque d'avoir des pertes d'urine à la fin de la grossesse et durant la période postnatale que celles qui ne les pratiquent pas.

Exercice 3.1
LA CONTRACTION MAXIMALE

- En position couchée sur le dos, genoux fléchis, faites l'exercice de la respiration abdominale (1.1, page 23).
- Lors de l'expiration, contractez les muscles du plancher pelvien maximalement, comme pour retenir l'urine et les gaz.

- Maintenez la contraction pendant 5 secondes en respirant normalement, puis relâchez.
- **Faites 3 séries de 10 contractions maximales** en vous accordant **10 secondes de repos** entre les contractions et **1 minute de repos entre chaque série**.
- Relâchez, autant que possible, tous les autres muscles, en particulier ceux des fesses et de l'intérieur des cuisses, qui pourraient compenser l'effort des muscles du plancher pelvien.
- **Faites les séries 1 à 2 fois par jour, 5 jours par semaine**.

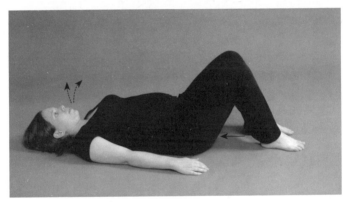

 Conseil

Afin d'être certaine de contracter les bons muscles lorsque vous faites l'exercice pour la première fois, placez un doigt dans le vagin. Si vous sentez que le doigt est aspiré vers l'intérieur du vagin, c'est que la contraction du plancher pelvien est efficace. Si le doigt est expulsé à l'extérieur du vagin lors de la contraction, c'est que vous poussez les muscles du plancher pelvien vers l'extérieur (comme pour aller à la selle) plutôt que de les contracter. **Attention! Il est important de bien comprendre le mouvement avant de le répéter. Une poussée vers l'extérieur pourrait affaiblir encore plus les muscles de votre plancher pelvien. Si vous avez du mal à faire la contraction du plancher pelvien, faites l'exercice 3.2, à la page 48.**

Exercice 3.2
LA VAGUE

- En position couchée sur le dos, genoux fléchis, faites l'exercice de la respiration abdominale (1.1, page 23).

- Lors de l'expiration, serrez l'anus comme pour retenir un gaz.

- Tentez de serrer les muscles du plancher pelvien, en partant de l'anus vers le vagin.

- Lorsque l'anus et le vagin sont serrés, maintenez la contraction pendant 5 secondes en respirant normalement, puis relâchez. Répétez à quelques reprises en vérifiant la direction de la contraction avec votre doigt.

- Lorsque cet exercice est bien maîtrisé, reprenez les contractions maximales des muscles du plancher pelvien (voir l'exercice 3.1, page 46).

Exercice 3.3
LE KNACK

- En position couchée sur le dos, genoux fléchis, faites l'exercice de la respiration abdominale (1.1, page 23).

- Lors de l'expiration, contractez fortement les muscles du plancher pelvien comme pour retenir l'urine et les gaz.

- Maintenez la contraction 1 seconde, puis toussez vigoureusement en gardant la contraction du plancher pelvien.

- Reposez-vous durant 2 secondes, puis répétez la contraction, la toux et le repos deux fois de suite. Faites une pause de 30 secondes.

- **Faites 3 séries de 3 toux précédées d'une contraction du plancher pelvien.**

- Autant que possible, relâchez tous les autres muscles, en particulier ceux des fesses et de l'intérieur des cuisses, qui pourraient compenser l'effort des muscles du plancher pelvien.

- **Faites les séries 1 à 2 fois par jour, 5 jours par semaine.** La contraction forte des muscles du plancher pelvien avant et pendant la toux est très importante pour prévenir les fuites d'urine. Utilisez-la donc lorsque vous toussez spontanément ou lorsque vous éternuez.

- Pratiquez la contraction maximale (3.1, page 46) et le knack (3.3, page 48) en position couchée sur le dos, ou en position demi-assise et augmentez le temps de contraction de 5 à 10 secondes en doublant le temps de repos, puis lorsque vous les maîtrisez, faites-les en position assise, et finalement, en position debout.

 Conseil

Pour tonifier les muscles du plancher pelvien, les contractions doivent être maximales, c'est-à-dire qu'elles doivent être effectuées avec effort et concentration. Les contractions légères pratiquées en faisant une autre activité, comme regarder la télévision ou conduire la voiture, sont moins efficaces.

Exercice 3.4

LE VERROUILLAGE PÉRINÉAL

Le verrouillage périnéal consiste en la contraction des muscles du plancher pelvien avant et pendant tout effort qui augmente la pression abdominale, par exemple en prenant un enfant ou un objet lourd, en marchant rapidement, etc. Cet exercice limite l'augmentation de cette pression et, par le fait même, l'affaiblissement des muscles du plancher pelvien. Prenez l'habitude de pratiquer le verrouillage périnéal tout au long de votre grossesse afin de prévenir les fuites d'urine et de gaz.

Conseil

Si vous perdez votre urine ou vos gaz pendant la gros-sesse, évitez de sauter, de courir et de porter des charges lourdes, cela afin de protéger les muscles du plancher pelvien et d'en éviter l'affaiblissement.

Si vous perdez votre urine ou vos gaz de façon régulière ou si vous n'arrivez pas à serrer les muscles du plancher pelvien, parlez-en à votre médecin et consultez un ou une physiothérapeute ayant une formation en rééducation des muscles du plancher pelvien. Un programme d'exer-cices personnalisé pourra vous aider à diminuer les symptômes pendant votre grossesse.

Attention ! Ne faites pas l'exercice du « stop pipi » lorsque vous allez aux toilettes. Cet exercice, qui consiste à essayer, en début de miction, d'arrêter d'uriner le plus complètement possible, est à proscrire pendant la gros-sesse. L'interruption fréquente de la miction peut aug-menter les risques d'infection urinaire. De plus, les contractions des muscles du plancher pelvien lors de la miction pourraient dérégler le fonctionnement de la vessie, qui deviendrait alors instable et vous donnerait des envies pressantes. Pratiquez plutôt la contraction maximale (3.1, page 46) et le knack (3.3, page 48) entre les mictions.

L'assouplissement des muscles du plancher pelvien et du périnée

Des études récentes démontrent qu'un périnée intact à l'accouchement (sans déchirures ou épisiotomie) est associé à moins de douleurs périnéales en période postnatale, à moins de symptômes de fuites d'urine et de gaz, et à une reprise plus rapide des activités sexuelles. En augmentant l'élasticité du périnée (c'est-à-dire des tissus superficiels) et en assouplissant les muscles du plancher pelvien, il est possible de prévenir plusieurs déchirures du périnée et, dans certains cas, les épisiotomies.

La déchirure périnéale est, comme son nom l'indique, une lacération des tissus du périnée. Elle se produit lorsque le périnée manque d'élasticité pour permettre au bébé de sortir. L'épisiotomie, quant à elle, est une incision du périnée dans le but d'agrandir l'ouverture vaginale pour faciliter la sortie du bébé. Elle est pratiquée par le médecin, la plupart du temps, sous anesthésie locale. Les épisiotomies sont pratiquées dans certaines situations médicales : détresse fœtale (lorsque la fréquence des battements de cœur du bébé diminue), arrêt du progrès du travail lors de l'accouchement à cause d'un manque d'élasticité du périnée, accouchement qui requiert des instruments pour aider le bébé à sortir (forceps, ventouse), accouchement d'un bébé par le siège, etc.

Exercice 3.5

LES TECHNIQUES D'ASSOUPLISSEMENT DES MUSCLES DU PLANCHER PELVIEN ET DU PÉRINÉE

- Dans la position couchée sur le dos ou semi-assise, les genoux fléchis et écartés, introduisez le pouce dans le vagin (à environ 4 cm).
- Dans cette position, exercez une pression vers le bas pour étirer le périnée et les muscles du plancher pelvien. Ceux-ci doivent être relâchés.
- Étirez jusqu'à ce que vous sentiez que les tissus sont en tension sans pour autant ressentir une douleur ou une sensation de brûlure.
- Maintenez cette position d'étirement pendant 30 à 45 secondes en respirant normalement.
- Répétez le même étirement du côté gauche puis du côté droit, toujours en évitant la douleur.

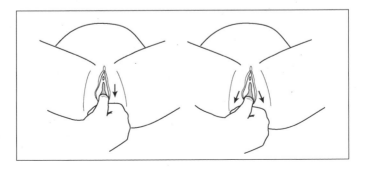

- Progressez en utilisant deux doigts.

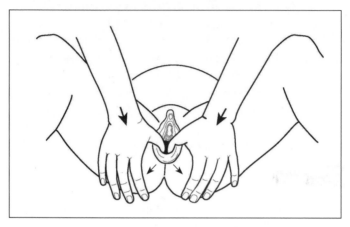

Pour que cette technique d'assouplissement soit efficace, il est conseillé de la pratiquer **4 jours par semaine à partir de la 34ᵉ semaine de grossesse.** Faites-vous aider par votre conjoint. Pour faciliter l'étirement du périnée, pratiquez cette technique après avoir pris un bain chaud-tiède et utilisez une crème à base de vitamine E, de l'huile d'amande douce (si vous n'avez pas d'allergie aux noix), de l'huile végétale ou un lubrifiant. **Attention ! Ces produits ne doivent pas être parfumés.**

L'assouplissement des muscles du plancher pelvien, du périnée et du canal vaginal peut aussi se faire à l'aide d'un ballonnet de dilatation, par exemple l'Epi-No^MD, à partir de la 37ᵉ semaine de grossesse. Cette nouvelle approche d'entraînement à l'accouchement doit toutefois être effectuée sous supervision médicale. Consultez votre médecin pour savoir si cette approche est appropriée pour vous.

Des conseils pour prévenir la constipation

Pendant la grossesse, la constipation apparaît chez certaines femmes et devient plus fréquente chez d'autres. Elle est due en grande partie, en période de grossesse, aux changements hormonaux, plus particulièrement à l'augmentation de la production de progestérone, qui agit sur les intestins en ralentissant leur activité (le transit intestinal). La fréquence des selles diminue alors et celles-ci sont plus dures. Si vous êtes constipée, évitez de pousser pour aller à la selle, car vous risquez d'affaiblir les muscles du plancher pelvien et de faire apparaître des hémorroïdes.

Afin de prévenir la constipation :

- Buvez une quantité adéquate de liquide à chaque jour (entre 1,5 et 2 litres) et augmentez la quantité de fibres dans votre alimentation.
- Faites quelques exercices et massages après les repas pour stimuler le mouvement intestinal (transit).
- Finalement, attendez d'avoir envie d'aller à la selle pour y aller. Ne poussez pas inutilement.
- N'hésitez pas à parler de la situation à votre médecin.

Les exercices pour stimuler le mouvement intestinal

Exercice 3.6
LA RESPIRATION ABDOMINALE EXAGÉRÉE

- Dans la position de votre choix, couchée, assise ou debout, commencez par expirer par la bouche en rentrant le nombril de façon à serrer le ventre doucement afin de chasser l'air lentement. Ne forcez pas l'expiration, vous n'avez pas à vider l'air rapidement (voir photos pages 24 et 25).
- Expirez lentement, assez longtemps pour sentir le travail des muscles profonds du ventre (resserrement du bas-ventre).
- Puis relâchez le ventre et laissez-le se gonfler. Les mouvements de serrement et de gonflement de l'abdomen, en massant le ventre, contribueront à stimuler le transit intestinal.
- **Faites quotidiennement une dizaine de respirations abdominales après les repas.**

Exercice 3.7
LA RESPIRATION ABDOMINALE ET LES MOUVEMENTS LATÉRAUX DES JAMBES

- En position couchée sur le dos, genoux fléchis, expirez par la bouche en rentrant le nombril de façon à serrer le ventre pour chasser l'air lentement et, en même temps, inclinez les genoux vers le côté gauche, puis relâchez le ventre et laissez-le se gonfler.
- Répétez l'expiration et reprenez la position initiale, genoux fléchis au centre. Relâchez ensuite le ventre et laissez-le se gonfler.
- Répétez l'exercice, cette fois en inclinant les jambes vers le côté droit.
- **Faites l'exercice 5 fois de chaque côté, après les repas.** Il produit un étirement du tronc et un massage des intestins, côté droit (côlon ascendant) et côté gauche (côlon descendant), stimulant ainsi le mouvement intestinal.

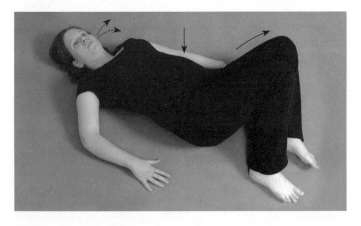

Exercice 3.8
L'ACTIVITÉ PHYSIQUE

La marche ainsi que la natation stimulent le transit intestinal. Pratiquez régulièrement une de ces activités pour un maximum d'efficacité (voir le chapitre 9 – L'activité physique et la grossesse).

Exercice 3.9

LE MASSAGE DE L'ABDOMEN

Le massage de l'abdomen peut lui aussi être efficace pour stimuler le transit intestinal et évacuer les gaz.

- Faites des mouvements circulaires avec la paume de la main en exerçant une légère pression sur l'abdomen.

- Le mouvement doit se faire en partant de la droite vers le haut (côlon ascendant), puis vers la gauche (côlon transverse) et, finalement, vers le bas (côlon descendant).

- **Faites le massage 5 fois, après les repas.**

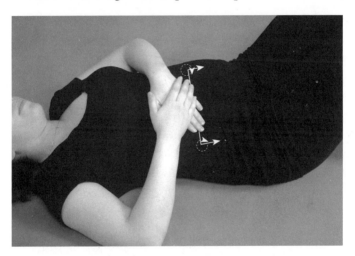

La position à adopter aux toilettes et la méthode de poussée

- Aux toilettes, prévoyez un support d'environ 15 cm pour vos pieds (un annuaire téléphonique sous chaque pied, par exemple) afin que vos genoux soient plus hauts que vos hanches.

- Placez vos pieds vers l'intérieur. Cette position imite la position accroupie et ouvre le plancher pelvien postérieur, ce qui est le plus favorable pour aller à la selle.

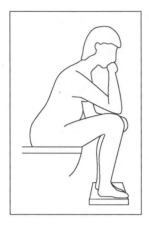

- Penchez-vous ensuite vers l'avant, le dos droit et, si l'expulsion n'est pas spontanée, serrez le ventre et soufflez dans votre poing fermé. Il est important de ne pas pousser en bloquant votre respiration, car cela crée une trop grande pression sur le périnée.
- Si vous n'arrivez pas à évacuer rapidement, n'insistez pas trop et attendez plutôt d'en ressentir à nouveau le besoin.

La pollakiurie, la nocturie et les urgences mictionnelles

La pollakiurie est l'augmentation de la fréquence urinaire pendant la journée et la nocturie, pendant la nuit. Les urgences mictionnelles sont, quant à elles, de pressantes envies d'uriner même lorsque la vessie n'est pas pleine. Ce phénomène peut avoir lieu dans différentes situations, par exemple lorsqu'on ouvre la porte lors du retour à la maison.

Pendant la grossesse, il est tout à fait normal de voir augmenter la fréquence urinaire le jour et la nuit, de même que les envies urgentes, principalement à cause de l'augmentation du poids de l'utérus sur la vessie et de l'affaiblissement des muscles du plancher pelvien. Toutefois, certains conseils et exercices peuvent aider à contrôler ces symptômes :

- Prenez le temps de bien vider votre vessie afin que celle-ci soit complètement vidangée. Lorsqu'on est trop pressée, ou encore mal assise sur la toilette, il est possible que l'on n'arrive pas à vider complètement sa vessie ;
- Évitez de pousser pour vider votre vessie ;
- Buvez une quantité adéquate de liquide à chaque jour (entre 1,5 et 2 litres). Vous devriez boire suffisamment pour bien vous hydrater et éviter la constipation. Lorsque

vous êtes bien hydratée, vos urines sont jaune pâle. Si vous ne buvez pas suffisamment, elles sont jaune foncé et très concentrées, irritant ainsi la vessie et rendant les envies plus pressantes ;

• Certains aliments peuvent rendre la vessie plus nerveuse et entraîner des envies pressantes d'uriner. Essayez d'éliminer ou de réduire ces irritants (thé, café, cola, chocolat, fruits et jus de fruits très acides, tomates et mets épicés) de votre alimentation pendant 1 ou 2 semaines et voyez l'effet que cela aura sur vos envies urgentes ;

• Lorsque vous avez une envie pressante d'uriner, effectuez les étapes suivantes pour la contrôler et la faire disparaître :

- Arrêtez-vous ! Si possible, asseyez-vous. Le fait de vous asseoir sur un siège dur pourrait vous aider à retenir l'urine. Si vous ne pouvez pas vous asseoir, demeurez immobile. L'envie est plus facile à contrôler de cette façon que lorsqu'on court aux toilettes ;

- Respirez lentement et détendez-vous ;

- Contractez votre plancher pelvien rapidement et fortement, plusieurs fois (au moins 8 fois) ou tentez de maintenir une ferme contraction pendant 8 à 10 secondes ;

- Pensez à autre chose (par exemple, à un prénom de garçon ou de fille débutant par chacune des lettres de l'alphabet). Le travail mental joue un grand rôle dans le contrôle des envies pressantes de la vessie ;

- Attendez que l'envie d'uriner passe ;

- Lorsque l'envie est passée, rendez-vous aux toilettes sans vous presser s'il est temps pour vous d'y aller. Sinon, continuez vos activités.

CHAPITRE 4

Les abdominaux

Les abdominaux comprennent quatre paires de muscles : les transverses de l'abdomen (muscles profonds), les petits obliques, les grands obliques (muscles intermédiaires) et les grands droits (muscles superficiels). Ensemble, ces muscles servent de gaine abdominale et retiennent les viscères. Ils font également partie du système de soutien de la colonne vertébrale et permettent différents mouvements du tronc.

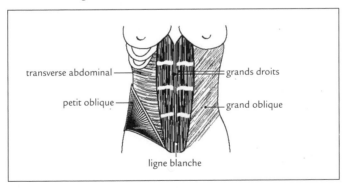

Les muscles abdominaux subissent un étirement (allongement) qui s'accentue tout au long de la grossesse. Cet étirement, causé par le fœtus qui grandit et qui prend de plus en plus de place dans la cavité abdominale, entraîne l'affaiblissement des muscles abdominaux. Plus les muscles abdominaux sont allongés et affaiblis, plus le centre de gravité de la femme est attiré vers l'avant, augmentant la cambrure (lordose) et les douleurs au bas du dos.

Les muscles abdominaux doivent donc maintenir une certaine force musculaire pendant la grossesse pour contrôler la cambrure et réduire ainsi les douleurs au dos. De plus, à l'accouchement, ces muscles devront être forts pour serrer le ventre en ceinture lors de la phase de poussée. Alors, afin de réduire les inconforts au bas du dos et de maximiser l'efficacité des poussées, pratiquez ces quelques exercices de renforcement des abdominaux pendant la grossesse.

Vous pouvez faire les exercices abdominaux tout au long de votre grossesse. Mais attention, ce travail des muscles abdominaux doit se faire en respectant trois règles de base.

- **Première règle.** Pour maximiser le renforcement, le travail des muscles abdominaux doit toujours se faire en partant du plus profond jusqu'au plus superficiel. Si cet ordre n'est pas respecté, le renforcement musculaire sera moins efficace puisque l'on n'obtiendra pas la stabilisation recherchée au niveau des régions du bas du dos et du bassin. Cela pourrait entraîner des inconforts et des douleurs lombaires, voire des blessures musculaires lors de la pratique des exercices abdominaux.

- **Deuxième règle. Une contraction des muscles du plancher pelvien doit précéder tout exercice de renforcement abdominal et être maintenue pendant l'exercice.** On évite ainsi qu'une augmentation de la pression abdominale sur les viscères affaiblisse les muscles du plancher pelvien.

- **Troisième règle.** Les muscles grands droits de l'abdomen s'étirent pendant la grossesse pour s'adapter à l'augmentation de volume de l'abdomen. Aussi, il faut les renforcer dans une position d'allongement plutôt que dans une position de raccourcissement. Les redressements assis ne sont donc pas recommandés pendant la grossesse, puisqu'ils raccourcissent les grands droits, augmentant ainsi la pression abdominale et causant l'écartement des grands droits jusqu'à provoquer une hernie (voir le chapitre 5 – La diastase des grands droits, page 69).

Première étape : renforcer les muscles profonds

Le transverse de l'abdomen est un muscle très important pendant la grossesse puisqu'il a un effet de gaine en se contractant, ses fibres musculaires étant horizontales. Grâce à cet effet, il stabilise la colonne vertébrale, aidé par certains muscles du dos, limitant l'augmentation de la courbure du bas du dos (la lordose) et y diminuant les douleurs.

De plus, à l'accouchement, et plus particulièrement pendant la phase de poussée, le transverse de l'abdomen participe activement au serrement du ventre nécessaire à l'expulsion du nouveau-né. Il est donc très important de le faire travailler pendant la grossesse.

Exercice 4.1

RENTRÉE DU NOMBRIL

En position couchée sur le dos

- En position couchée sur le dos, faites la respiration abdominale (1.1, page 23).
- En expirant lentement, rentrez le nombril de façon à serrer doucement le ventre à la ceinture.
- Maintenez 5 secondes en respirant normalement.
- En plaçant une main sur le bas-ventre, à l'intérieur des os du bassin, vous sentirez les muscles se durcir sous vos doigts. Évitez de basculer le bassin, ce qui entraînerait une compensation musculaire.

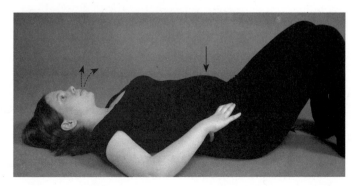

- **Faites 3 séries de 10 mouvements** (rentrée du nombril) maintenus 5 secondes en vous accordant 10 secondes de repos entre chaque mouvement et 1 minute de repos entre chaque série.

- Augmentez la difficulté en tentant de maintenir la contraction du transverse (rentrée du nombril) jusqu'à 10 secondes, en respirant normalement.

- **Faites les séries 1 fois par jour, 5 jours par semaine.**

Intégrez aussi cet exercice aux différentes activités de tous les jours (voir la section « Les postures de grossesse », page 83) afin de maximiser le renforcement du transverse de l'abdomen.

En position à quatre pattes

Pour progresser, répétez l'exercice précédent, mais cette fois en position à quatre pattes.

- En expirant lentement, rentrez le nombril de façon à serrer doucement le ventre à la ceinture.

- **Faites 3 séries de 10 mouvements** (rentrée du nombril) maintenus pendant 5 secondes en respirant normalement et en prenant 10 secondes de repos entre chaque mouvement de même que 1 minute de repos entre chaque série.

- Augmentez la difficulté en tentant de maintenir la contraction du transverse (rentrée du nombril) jusqu'à 20 secondes en respirant normalement.

- **Faites les séries 1 fois par jour, 5 jours par semaine.**

- Ne courbez ni ne creusez le dos pendant l'exercice, et essayez autant que possible de garder le dos droit.

- Si vous n'êtes pas confortable dans la position à quatre pattes, prenez la position à genou avec appui des avant-bras sur une chaise pour faire l'exercice.

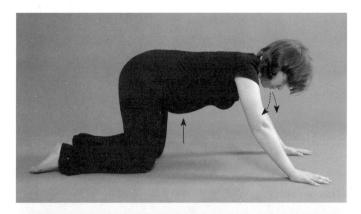

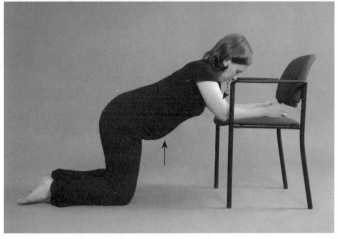

Deuxième étape : renforcer les muscles profonds en réduisant l'appui au sol

Exercice 4.2
LE MOUVEMENT DES JAMBES SUR LE TRONC

- En position couchée sur le dos, genoux fléchis, faites la respiration abdominale (1.1, page 23).

- En expirant lentement par la bouche, rentrez le nombril puis soulevez un pied du sol pour amener le genou au-dessus de la hanche. Inspirez.

- Expirez lentement en rentrant le nombril et ramenez la jambe fléchie à la position de départ.

- Répétez le même exercice avec l'autre jambe.

- **Faites 3 séries de 10 mouvements** en prenant 10 secondes de repos entre chaque mouvement et 1 minute de repos entre chaque série.

- **Faites les séries 1 fois par jour, 5 jours par semaine.**

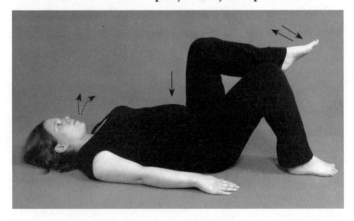

- Au 3ᵉ trimestre, lorsque le ventre est plus gros et que l'exercice devient plus difficile, expirez en glissant simplement le talon sur le sol en allongeant la jambe, tout en maintenant le nombril rentré.

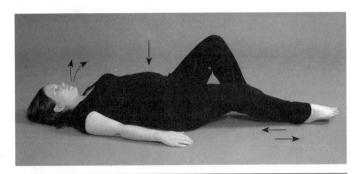

 Conseil

Attention! Si vous resserrez bien votre ventre, vous ne devriez pas sentir votre dos se creuser (s'arquer) lors des mouvements des jambes. Le cas échéant, l'exercice est inutile et pourrait même entraîner des douleurs au dos.

Exercice 4.3

LA RENTRÉE DU NOMBRIL AVEC TROIS POINTS D'APPUI

• Dans la position à quatre pattes, faites la respiration abdominale (1.1, page 23).

• Dans cette position, faites la rentrée du nombril (4.1, page 62). Puis, en expirant, enlevez un appui au sol en levant un bras.

• Pour augmenter la difficulté, soulevez la jambe plutôt que le bras. La stabilité de l'appui au sol sera ainsi diminuée et le travail de stabilisation du transverse, augmenté.

• **Faites 3 séries de 10 mouvements** (levée du bras ou de la jambe) maintenus pendant 5 secondes en respirant normalement et en prenant 10 secondes de repos entre chaque mouvement de même que 1 minute de repos entre chaque série.

• **Faites les séries 1 fois par jour, 5 jours par semaine.**

• Ne courbez ni ne creusez le dos pendant l'exercice, et essayez, autant que possible, de garder le dos dans une position normale.

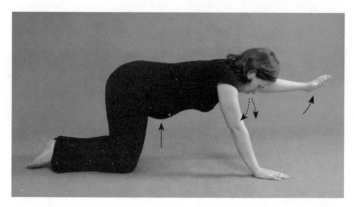

- Si vous n'êtes pas confortable dans la position à quatre pattes, prenez la position à genoux avec appui des avant-bras sur une chaise pour faire l'exercice et, de la même façon, enlevez un appui au sol en levant une jambe.

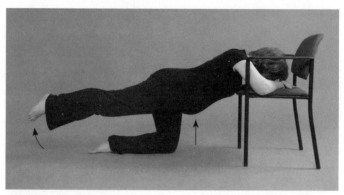

Troisième étape : rapprocher les muscles grands droits en serrant les muscles profonds et intermédiaires

Pour éviter que les muscles grands droits se séparent pendant la grossesse et qu'ils entraînent une augmentation de la cambrure et des douleurs au dos (voir le chapitre 5 – La diastase des grands droits, page 69), ceux-ci devraient être renforcés dans leur nouvelle position d'allongement plutôt que de raccourcissement.

Exercice 4.4

LE RAPPROCHEMENT DES GRANDS DROITS EN POSITION D'ALLONGEMENT

- En position couchée sur le dos, genoux fléchis, les mains sous la tête, faites la respiration abdominale (1.1, page 23).

- Dans cette position, faites la rentrée du nombril (4.1, page 61). En expirant lentement, basculez le bassin de manière que le creux du bas du dos soit bien à plat, contractez les muscles du plancher pelvien et relevez la tête (menton à angle droit avec le cou) jusqu'au décollement des épaules.

- En respirant normalement, maintenez la position 5 secondes et revenez lentement (en 5 secondes) à la position initiale. Vous sentirez votre ventre se serrer tout au long de l'exercice. Les muscles grands droits travaillent ici en position allongée.

- **Faites 3 séries de 10 contractions** en prenant 10 secondes de repos entre chaque contraction et 1 minute de repos entre chaque série.

- **Faites les séries 1 fois par jour, 5 jours par semaine.** Cet exercice fait travailler le transverse de l'abdomen, ainsi que les petits et les grands obliques, et rapproche les muscles grands droits allongés, ce qui prévient la diastase.

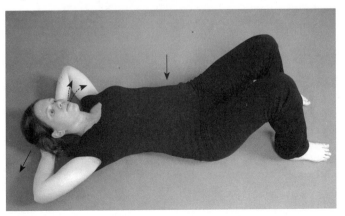

Chapitre 5

La diastase des grands droits

Chez 30 % des femmes, les muscles centraux superficiels (grands droits) se séparent pendant la grossesse. Cela est dû au fait que les muscles abdominaux de ces femmes s'adaptent difficilement à la forte distension de l'abdomen qui survient pendant la grossesse. On dit alors qu'il y a une hernie ou une diastase des grands droits. Cette séparation, qui n'est pas douloureuse, peut être minime ou atteindre de 10 à 13 cm. Vous pouvez l'observer lorsque, en se contractant, les muscles grands droits s'écartent, par exemple quand vous sortez du bain ou du lit. À ce moment-là, les grands droits séparés laissent paraître une petite hernie au centre du ventre.

Il est important de vérifier s'il y a une diastase, car celle-ci vous renseigne sur la force des muscles abdominaux. On doit donc évaluer la diastase, puis la corriger ou du moins la minimiser pendant la grossesse. Cela permet aux quatre paires de muscles abdominaux d'effectuer leur travail de gaine abdominale et de stabilisateurs de la colonne, ce qui aide à prévenir les maux de dos.

La vérification de la diastase des grands droits

- En position couchée sur le dos, genoux fléchis, placez l'auriculaire dans le nombril, entre les deux muscles grands droits, et trois autres doigts en ligne droite vers le haut, à partir du nombril. Faites la respiration abdominale (1.1, page 23).

- En expirant lentement, rentrez le nombril de façon à serrer doucement le ventre à la ceinture, puis contractez le plancher pelvien et soulevez la tête jusqu'à ce que vos omoplates ne touchent plus le sol.

- À la hauteur de l'index, tournez vos doigts latéralement de 90° et vérifiez combien d'entre eux peuvent s'insérer entre les deux muscles grands droits.

- Effectuez le même test en plaçant l'index dans le nombril, entre les deux muscles grands droits, et trois autres doigts en ligne droite vers le bas, à partir du nombril.

- À la hauteur de l'auriculaire, tournez vos doigts latéralement de 90° et vérifiez combien d'entre eux peuvent s'insérer entre les deux muscles grands droits.

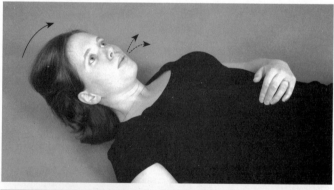

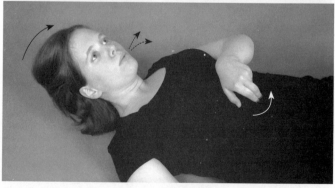

Si plus de trois doigts séparent les grands droits (en haut ou en bas du nombril), vous devez continuer à faire la rentrée du nombril en position couchée sur le dos (4.1, page 61), à quatre pattes (4.1, page 62) et avec trois appuis (4.3, page 65) en plus de suivre les conseils ci-dessous pour faciliter leur rapprochement. S'il n'y a pas de diastase, pratiquez simplement tous les exercices abdominaux. N'hésitez pas à demander à votre médecin ou à votre physiothérapeute de mesurer la diastase lors d'une de vos visites prénatales.

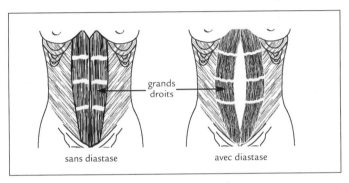

grands droits

sans diastase   avec diastase

Pour prévenir la diastase des grands droits :
- Évitez de faire des redressements assis ;
- Lorsque vous sortez du lit, serrez doucement le ventre en ceinture, roulez sur le côté, asseyez-vous en vous aidant avec l'épaule et les bras, et laissez vos pieds glisser hors du lit (voir la section « Se retourner dans le lit, se lever du lit », page 90) ;
- Lorsque vous ramassez un objet sur le sol, rentrez d'abord le ventre et pliez les genoux (voir la section « Se pencher pour soulever un objet », page 86) ;
- Évitez de soulever des objets lourds, ce qui vous inciterait à forcer et, par conséquent, à augmenter la pression intra-abdominale, amenant ainsi la musculature abdominale en tension ;

- Évitez les exercices qui demandent de vous pencher vers l'avant et d'effectuer une rotation du tronc ou une flexion latérale du tronc lorsque vos pieds sont fixes ;
- Évitez les exercices de torsion de type *twist*.

CHAPITRE 6

Le dos

Dès le début de la grossesse, le changement hormonal influence la stabilité de la colonne vertébrale. La relaxine, hormone de grossesse, rend les ligaments plus élastiques, ce qui entraîne une plus grande instabilité des articulations et, par conséquent, accroît le risque de blessures. Ce phénomène explique pourquoi, avant même l'apparition d'un petit ventre, certaines femmes se plaignent déjà de douleurs au bas du dos.

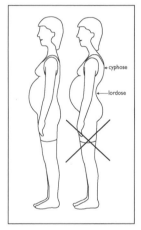

Un autre facteur, non moins important, contribue également aux douleurs dorsales : c'est le développement du ventre vers l'avant, qui modifie la posture de la femme enceinte et augmente la lordose (creux du dos) et, par le fait même, la cyphose dorsale (courbure thoracique).

Au total, 75 % des femmes enceintes souffrent de douleurs au dos. Pour prévenir ces douleurs pendant toute la grossesse, il faut avant tout adopter et maintenir une bonne posture. On doit également tonifier les muscles profonds stabilisateurs de la colonne vertébrale, soit les muscles profonds du dos et du ventre, afin de compenser pour les changements hormonal et postural. Il faut assouplir et masser les muscles du bas du dos, qui sont particulièrement sollicités, tendus et douloureux lors de la grossesse. Finalement, il faut prendre des périodes de repos fréquentes et éviter de garder des positions statiques durant de longs moments. Suivez les exercices et conseils de ce chapitre et, si les douleurs persistent, informez-en votre médecin et consultez votre physiothérapeute, qui pourra vous aider à les soulager.

La stabilisation de la colonne vertébrale

Pendant la grossesse, il est essentiel de faire des exercices de renforcement des muscles stabilisateurs de la colonne vertébrale lombaire (transverse de l'abdomen et multifides du dos). Voici un exercice simple que vous pouvez pratiquer tout au long de la grossesse afin de prévenir ou de soulager les douleurs au bas du dos.

Exercice 6.1
LE RENFORCEMENT DES MUSCLES MULTIFIDES DU DOS ET DU TRANSVERSE DE L'ABDOMEN

- En position à quatre pattes, faites la respiration abdominale (1.1, p. 23). Ensuite, pratiquez la rentrée du nombril de façon à serrer doucement le ventre à la ceinture (voir page 62). Puis tentez de ressentir ce serrement jusqu'au dos comme si vous vouliez boucler une ceinture au milieu du bas de votre dos. Vous devriez sentir le gonflement de petits muscles de chaque côté de la colonne vertébrale : ce sont les multifides du dos qui se contractent.

- Ne courbez ni ne creusez le dos pendant l'exercice ; autant que possible, maintenez une position neutre.

- **Faites 3 séries de 10 mouvements** (rentrée du nombril et serrement jusqu'au dos comme pour boucler une ceinture au milieu du bas de votre dos) de 5 secondes en prenant 10 secondes de repos entre chaque mouvement et 1 minute de repos entre chaque série.

- **Faites les séries 1 fois par jour, 3 jours par semaine,** pour prévenir les maux de dos. Si vous souffrez de maux de dos, **faites les séries 1 fois par jour, 5 jours par semaine.**

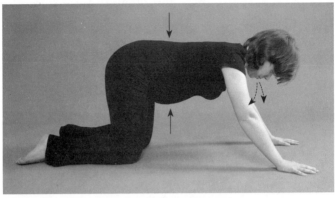

Si vous n'êtes pas confortable dans la position à quatre pattes, prenez la position à genou avec appui des avant-bras sur une chaise pour faire l'exercice.

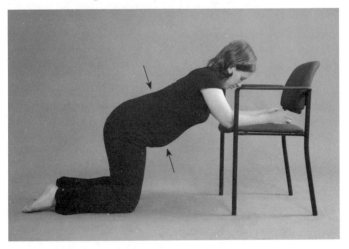

Progression

- Dans la position à quatre pattes, refaites l'exercice précédent.
- Puis en expirant, enlevez un appui au sol en levant un bras ou une jambe.
- Maintenez la position 5 secondes en respirant normalement. L'appui au sol sera ainsi diminué et le travail de renforcement des muscles stabilisateurs, augmenté.
- Prenez 10 secondes de repos entre chaque mouvement et 1 minute de repos entre chaque série.
- **Faites les séries 1 fois par jour, 5 jours par semaine.** Ne courbez ni ne creusez le dos pendant l'exercice, et essayez, autant que possible, de garder le dos dans une position normale.

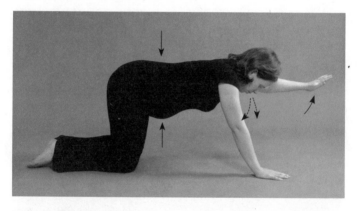

L'assouplissement et le massage des muscles du bas du dos

Au fur et à mesure que la grossesse progresse, le poids du ventre tire directement sur le bas du dos, entraîne une augmentation de la lordose lombaire (creux) et, par conséquent, surcharge les muscles du bas du dos. Ceux-ci peuvent devenir douloureux et tendus avec le temps. Il est donc très important d'assouplir et de masser le bas du dos en période de grossesse pour soulager tensions et douleurs, ce qui vous permettra de vous sentir mieux. Voici quelques exercices simples que vous pouvez pratiquer tout au long de votre grossesse afin de prévenir ou de soulager les douleurs au bas du dos.

Exercice 6.2
LA BASCULE DU BASSIN AVEC ÉTIREMENT DES MUSCLES DU BAS DU DOS

- En position couchée sur le dos, les genoux fléchis, faites la respiration abdominale (1.1, page 23) et soulevez légèrement les fesses.

- Puis, en expirant, prenez vos hanches dans vos mains et basculez le bassin de façon à amener le coccyx vers le haut.

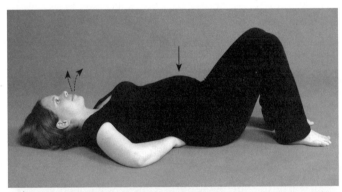

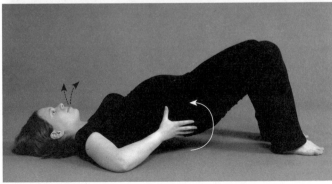

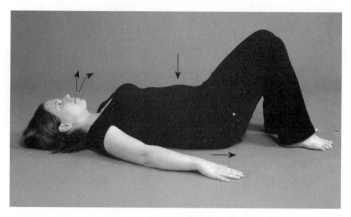

- Déposez ensuite le haut des fesses sur le sol, le plus loin possible des épaules. Le creux du dos devrait s'aplatir et vous devriez sentir un étirement dans la région du bas du dos.

- Maintenez cet étirement pendant 30 à 45 secondes en poursuivant la respiration abdominale.

- Relâchez les muscles étirés sans chercher à retrouver la courbure initiale du dos, puis recommencez de 3 à 5 fois.

- **Faites 1 série 1 ou 2 fois par jour,** selon vos besoins.

Exercice 6.3
LA BASCULE DU BASSIN ET LA FLEXION DES HANCHES
(ÉTIREMENT DES MUSCLES DU BAS DU DOS ET DES FESSES)

- En position couchée sur le dos, les genoux fléchis, reprenez l'exercice précédent.

- Lorsque le creux du dos est à plat, expirez lentement en rentrant le nombril et ramenez un genou jusqu'à votre abdomen à l'aide de vos mains. Vous devriez alors sentir un étirement dans la région du bas du dos et des fesses.

- Maintenez l'étirement pendant 30 à 45 secondes en poursuivant la respiration abdominale.

- Expirez et revenez à la position de départ, puis répétez avec l'autre genou. Recommencez de 3 à 5 fois, avec chaque jambe.

- **Faites 1 série 1 ou 2 fois par jour,** selon vos besoins. Cet exercice est particulièrement efficace pour assouplir et soulager les douleurs du bas du dos et du haut des fesses.

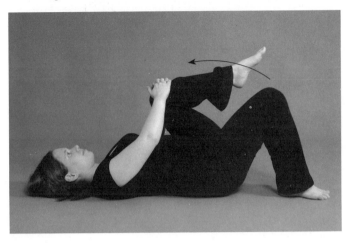

Exercice 6.4
LA BASCULE DU BASSIN EN POSITION ASSISE

Une fois que vous maîtrisez bien la bascule du bassin avec étirement des muscles du bas du dos (6.2, page 77), faites-la en position assise.

- Basculez le bassin de manière que le creux de votre dos soit bien à plat.

- Expirez lentement en rentrant le nombril et grandissez-vous en imaginant qu'une ficelle tire votre tête vers le haut (menton à l'horizontale).

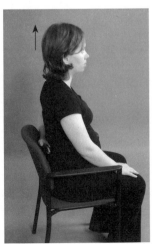

- Maintenez l'étirement 5 secondes, reposez-vous 5 secondes et répétez 4 fois.

- **Progressez jusqu'à répéter 10 fois l'exercice,** matin et soir.

Une importante étude a montré que la pratique régulière de cet exercice (5 fois par semaine) réduit les douleurs au dos pendant la grossesse.

Exercice 6.5
Le dos rond (étirement des muscles du bas et du haut du dos)

- Prenez la position à quatre pattes, les fesses au-dessus des talons et les mains le plus loin possible en avant.

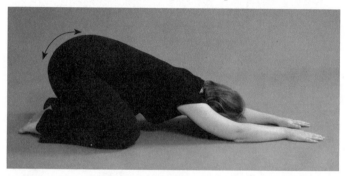

- Faites la respiration abdominale (1.1, page 23) tout au long de l'exercice, en expirant lentement et en serrant le ventre à chaque mouvement.
- En vous relevant vers la position à quatre pattes, commencez par faire basculer le bassin en imaginant ramener le coccyx entre les jambes. Puis arrondissez le bas et le milieu du dos.

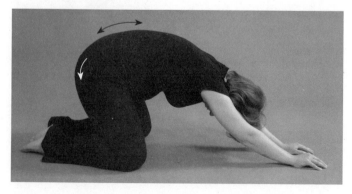

- Enfin, arrondissez les épaules, appuyez-vous sur le bout des doigts et laissez tomber la tête de façon à arrondir le haut du dos.
- Maintenez l'étirement pendant au moins 30 à 45 secondes ou jusqu'à ce que la sensation d'étirement soit passée, en faisant toujours la respiration abdominale.

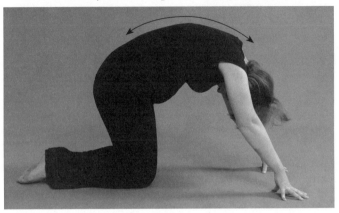

- Relâchez les muscles étirés, sans chercher à retrouver la courbure initiale du dos, et recommencez de 3 à 5 fois.
- **Faites 1 série 1 ou 2 fois par jour,** selon vos besoins.

Cet exercice est très complet puisqu'il assouplit toute la musculature de la colonne vertébrale, ce qui soulage les douleurs du haut et du bas du dos.

Exercice 6.6
LES BRAS CROISÉS, MAINS DERRIÈRE LE DOS
(ÉTIREMENT DU HAUT DU DOS)

- En position assise, croisez les bras horizontalement devant vous et posez les mains sur vos épaules.
- Arrondissez légèrement le bas du dos en basculant votre bassin et en allongeant votre nuque.
- Ensuite, rapprochez les coudes à l'avant de façon à étirer la région entre les omoplates. Évitez de lever les épaules vers les oreilles, car cela pourrait créer des douleurs au cou inutilement.

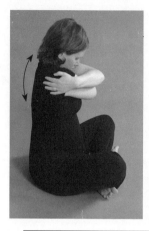

- Maintenez l'étirement pendant au moins 30 à 45 secondes en faisant la respiration abdominale (1.1, page 23).
- Relâchez les muscles étirés, puis recommencez de 3 à 5 fois.
- **Faites 1 série 1 ou 2 fois par jour,** selon vos besoins.

Cet exercice est particulièrement efficace pour assouplir et soulager les douleurs dues aux tensions ressenties dans le haut du dos.

 ## Conseil

Voici quelques conseils pour soulager davantage les douleurs et les tensions musculaires du bas et du haut du dos pendant votre grossesse.

La chaleur

L'application de chaleur, à l'aide d'une bouillotte, d'un sac de céréales chauffé (Sac Magique®) ou en prenant un bain chaud-tiède, aide à réduire les tensions musculaires dans le dos. On recommande l'application d'une chaleur agréable (sans sensation de brûlure) dans une bonne position de repos (voir la section «Les positions de repos», page 88) pendant une période de 20 minutes. Pour obtenir de meilleurs résultats, l'application de chaleur devrait précéder les massages ou les exercices d'assouplissement.

Le massage

Le massage du bas du dos est très relaxant et soulage les tensions musculaires accumulées. Il n'est pas nécessaire de connaître une technique de massage spécifique. Utilisez des mouvements circulaires de pianotage ou de pétrissage, précédés d'une application de chaleur. Choisissez la technique qui soulage le plus les tensions musculaires et répétez-la. Lorsque votre masseur (conjoint, parent ou ami) n'est pas disponible, faites le massage vous-même en appuyant votre dos sur une balle de tennis et en la faisant rouler sur le mur ou sur le sol selon votre position.

Les postures de grossesse

Pendant la grossesse, votre posture se modifie afin de s'adapter au changement de volume de votre abdomen. Le bébé grossit, la musculature du ventre s'étire et votre poids se déplace vers l'avant. Le dos se cambre alors pour maintenir l'équilibre et vous empêcher d'être entraînée vers l'avant. Ce déséquilibre postural est normal mais, lorsqu'il est marqué, peut vous causer des douleurs au dos. Selon des études récentes, ce sont surtout les femmes dont la courbure lombaire (creux du bas du dos) augmente beaucoup qui souffrent de maux de dos de grossesse. L'adoption d'une bonne posture vous permettra de diminuer cette cambrure et de limiter ainsi les douleurs au dos.

Pour vous assurer d'avoir une bonne posture, vous devez être attentive à votre façon de vous tenir. Pendant la journée, que vous soyez debout, assise ou couchée, en train de marcher ou de soulever un objet, arrêtez-vous quelques instants, redressez-vous et contractez les muscles gaines du ventre et les stabilisateurs de la colonne (voir 6.1 : renforcement des muscles multifides du dos et du transverse de l'abdomen, page 74), tout en faisant la respiration abdominale (1.1, page 23). Voici une série de bonnes postures à adopter.

La position debout

- Évitez le plus possible de garder la position debout pendant de longues périodes sans bouger. Lorsque vous devez adopter cette position, par exemple en faisant la queue à la banque ou à l'épicerie, répartissez également votre poids sur vos deux jambes (placées à la largeur des épaules), genoux légèrement fléchis.

- Grandissez-vous et ramenez votre sternum au-dessus de votre pubis (voir la section « Les douleurs pubiennes », page 95), vos épaules vers l'arrière (sous les oreilles) en gardant la tête droite et le menton à l'horizontale, puis pratiquez les exercices circulatoires en position debout (2.2, page 41).

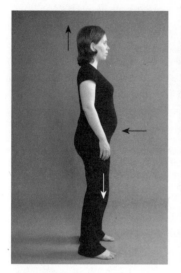 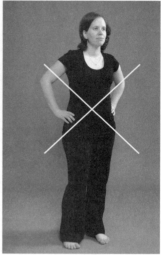

- Évitez de mettre tout le poids sur une seule hanche, car vous imposez ainsi beaucoup de tension sur les ligaments du bassin.
- Évitez également de porter des souliers à talons hauts durant de longues périodes puisqu'ils modifient votre posture et augmentent davantage la lordose.
- Lorsque vous pouvez le faire, appuyez un pied sur un tabouret ; cela entraînera une bascule du bassin et soulagera vos douleurs au dos. Répétez la position avec l'autre pied.
- Dès la 20e semaine de grossesse, évitez les torsions, flexions et extensions répétées. Elles pourraient provoquer ou augmenter les douleurs lombaires.

Selon les recommandations[1] du Comité médical provincial d'harmonisation – Pour une maternité sans danger, vous devriez, dès le début de votre grossesse, réduire ou maintenir la station debout au travail entre 5 et 6 heures par quart de travail. À partir de la 20e à la 24e semaine de grossesse, vous devriez limiter la station debout au travail à un maximum de 4 heures par quart de travail.

---

1. Ces recommandations sont tirées des guides de pratique préparés à partir des travaux de l'Institut national de Santé publique du Québec.

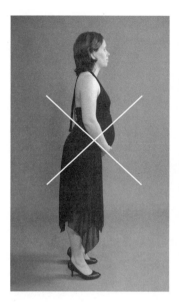 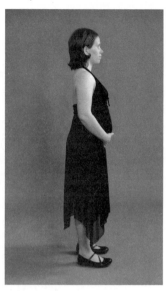

Exercice 6.8

LA MARCHE ET LES EXERCICES EN PISCINE

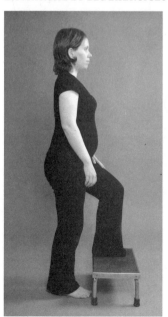

La marche est un excellent exercice pendant la grossesse. Si vous ressentez des douleurs au bas du dos et au bassin quand vous marchez, rappelez-vous de porter de bons souliers de marche, de garder une bonne posture debout (voir la section « La position debout », page 83) et de serrer les stabilisateurs de la colonne (voir 6.1 : renforcement des muscles multifides du dos et du transverse de l'abdomen, page 74). Marchez moins longtemps et plus souvent.

Les exercices en piscine aident aussi à réduire les douleurs au dos pendant la grossesse. Dans la piscine, le poids du corps est supporté et la tension sur les articulations est moins grande. Les mouvements en piscine chaude-tiède permettent d'assouplir plus facilement les muscles du dos en plus de réduire l'enflure des bras et des jambes.

Se pencher pour soulever un objet

- Si vous devez vous pencher pour prendre un jeune enfant ou un objet léger dans vos bras, pliez les genoux et tirez les fesses vers l'arrière en gardant le dos droit.

- En même temps, serrez les muscles stabilisateurs de la colonne et du bassin (les muscles du plancher pelvien de même que le transverse de l'abdomen et les multifides du dos), puis en expirant lentement, prenez l'objet près de vous et redressez-vous en poussant avec les jambes.

- Évitez de vous pencher vers l'avant et d'utiliser les muscles du bas du dos pour soulever l'objet loin du corps. Vous risquez ainsi de rester coincée dans cette position à cause de la douleur au dos.

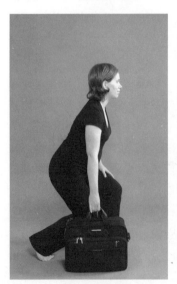 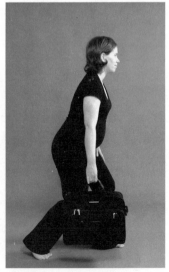

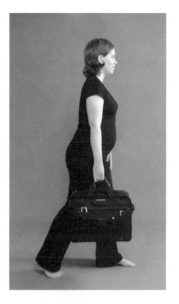 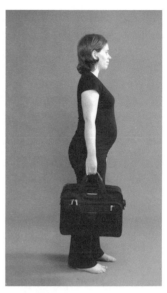

- Rappelez-vous qu'il est préférable de ne pas lever d'objets lourds pendant la grossesse, car vous augmentez les risques de certaines issues défavorables à la grossesse et pouvez affecter les ligaments et les muscles de votre dos.

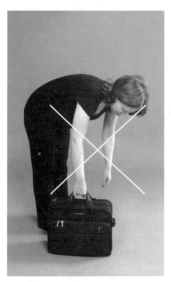 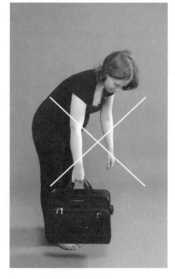

Selon les recommandations[2] du Comité médical provincial d'harmonisation – Pour une maternité sans danger, vous ne devriez en aucun temps chercher à soulever un poids de plus de 15 à 20 kg et ne devriez pas soulever un poids de 10 à 15 kg plus de 10 à 15 fois par jour ou quart de travail.

Prendre un objet en hauteur

* Lorsque vous saisissez un objet placé en hauteur, serrez les muscles stabilisateurs de la colonne et du bassin.
* Évitez de cambrer le dos en faisant ce mouvement.

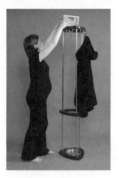 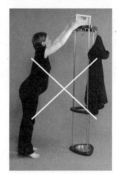

Les positions de repos

* En position couchée sur le dos, placez un petit oreiller sous la nuque et fléchissez légèrement les hanches et les genoux pour y introduire un ou deux autres oreillers. En diminuant le creux lombaire, vous réduisez les tensions du bas du dos. **Attention de ne pas mettre l'oreiller sous le mollet : vous risqueriez d'y bloquer la circulation.**

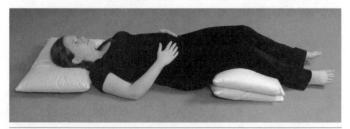

2. *Ibid.*

- Après 16 à 20 semaines de grossesse, vous vous sentirez peut-être plus à l'aise dans une position semi-assise que dans une position couchée à plat. Cette position est appréciée des femmes qui souffrent de brûlures d'estomac, de souffle court et de troubles hypotensifs. Supportez bien le cou et le haut du dos avec des oreillers supplémentaires.

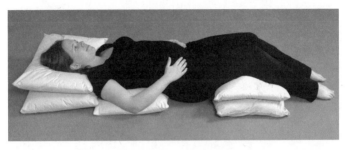

- En position couchée sur le côté, placez un petit oreiller sous votre tête.
- Fléchissez légèrement les hanches et les genoux, et placez un oreiller entre vos jambes pour garder le bassin en position neutre et réduire les tensions lombaires.

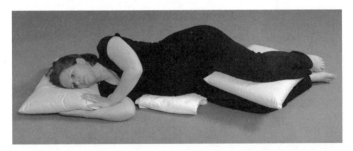

- À partir du 2e trimestre, ou lorsque votre ventre commence à s'arrondir, ajoutez un troisième oreiller sous votre ventre pour diminuer les tensions qui s'exercent sur le bas du dos. Vous pouvez aussi utiliser un oreiller de corps (oreiller long) pour garder une position neutre lorsque vous êtes couchée sur le côté. Une position de repos confortable réduit les problèmes d'insomnie et les maux de dos pendant la grossesse.

Se retourner dans le lit, se lever du lit

- En position couchée sur le dos, serrez les muscles stabilisateurs du ventre, du dos et du bassin, puis fléchissez les genoux, un à la fois.

- En un seul mouvement, roulez tout votre corps sur le bord du lit d'où vous voulez descendre.

- Lorsque vous y êtes, tirez vos genoux vers l'abdomen et placez vos pieds au bord du lit.

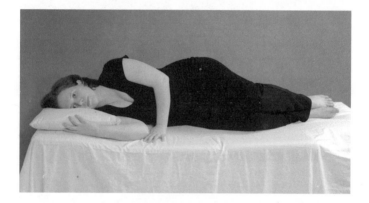

- Ensuite, asseyez-vous en vous aidant des épaules et des bras, et en laissant vos pieds glisser hors du lit.

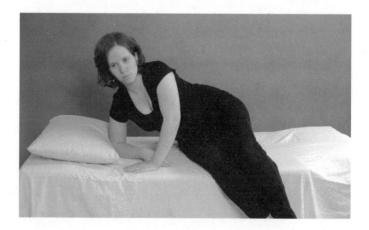

- Penchez-vous vers l'avant, le dos droit, puis tendez les jambes et redressez lentement le dos.

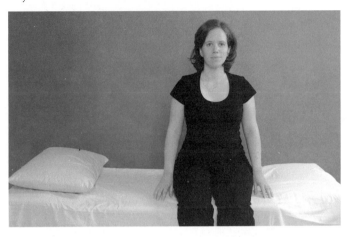

La position assise

- Prenez un large appui sur le périnée.
- Appuyez tout votre dos sur le dossier de la chaise (si nécessaire, ajoutez un coussin) et dégagez légèrement vos fesses vers l'avant.

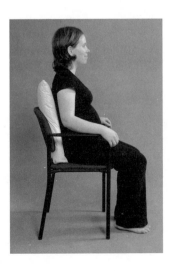 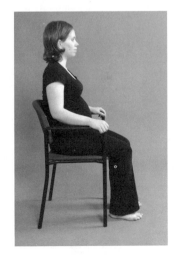

- Vos genoux doivent être un peu plus élevés ou à la même hauteur que vos hanches et vos pieds. Ces derniers doivent toucher le sol ou être en appui sur un support (un petit tabouret ou un annuaire téléphonique, par exemple).
- Les bras devraient reposer sur des appuie-bras.
- Si votre emploi vous demande d'être assise pendant de longues périodes, pensez à vous lever régulièrement pour vous dégourdir.

Se lever d'une chaise

- Prenez appui sur les appuie-bras et penchez-vous vers l'avant, le dos droit.
- Serrez les muscles stabilisateurs du ventre, de la colonne et du bassin, puis levez-vous en vous aidant de vos bras.
- Dépliez les genoux et redressez-vous lentement.

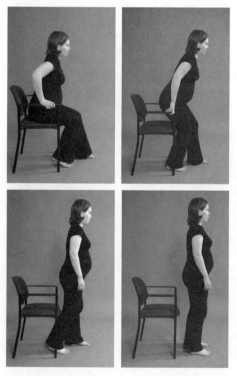

S'asseoir

- En position debout, l'arrière des jambes près du siège du fauteuil (ou y touchant), serrez les muscles stabilisateurs de la colonne et du bassin, puis pliez les genoux en vous penchant en avant, le dos droit.

- Posez les mains sur les appuie-bras et utilisez la force de vos bras pour vous asseoir au fond du fauteuil.

- Choisissez des chaises droites plutôt que des sofas mous et bas, car ceux-ci n'offrent pas un bon soutien pour votre dos, et vous pourriez avoir de la difficulté à vous relever.

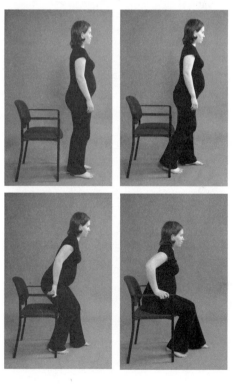

CHAPITRE 7

Le bassin

La relaxine, hormone de grossesse, rend les ligaments plus élastiques, ce qui entraîne plus de mobilité au niveau des articulations. Le relâchement des ligaments est particulièrement important pour le bassin. Il vise à augmenter le diamètre de celui-ci pour faciliter le passage du bébé lors de l'accouchement. Les parties osseuses du bassin seront donc un peu plus mobiles, ce qui pourra entraîner des cisaillements, des étirements ainsi que des pincements. Nous vous présentons ici les types d'inconforts liés à l'augmentation de mobilité du bassin les plus fréquemment observés pendant la grossesse ; il s'agit des douleurs pubiennes, des douleurs à l'aine et des douleurs sacro-iliaques (dans la fesse) en plus de la sciatique de grossesse (douleur dans la fesse et la face postérieure de la cuisse).

Les douleurs pubiennes

Le pubis est la partie antérieure du bassin. Il est formé de deux branches, une gauche et une droite, séparées par un cartilage, la symphyse pubienne. Pendant la grossesse, la symphyse pubienne s'assouplit et s'élargit, réduisant la stabilité du pubis. Certains mouvements comme la marche, où l'on passe d'un appui sur une jambe à un appui sur l'autre, peuvent causer des douleurs pubiennes par effet de cisaillement. D'autres mouvements, comme sortir d'une voiture et des exercices où l'on écarte les jambes (*jumping jacks*), peuvent causer des douleurs pubiennes par effet d'étirement.

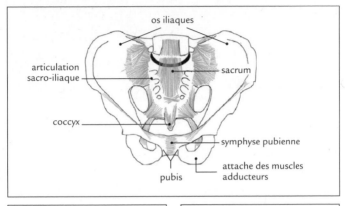

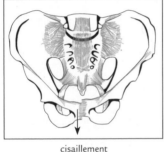
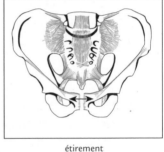

cisaillement   étirement

Afin de prévenir les douleurs pubiennes :
- Fortifiez les muscles stabilisateurs de la colonne et du bassin en faisant le renforcement des muscles multifides du dos et du transverse de l'abdomen (6.1, page 74) et sa progression ainsi que le pont (7.1, page 99) ;
- Compensez pour l'instabilité ligamentaire en contractant, à chacun de vos mouvements de cisaillement et d'écartement, les muscles stabilisateurs du ventre et du bassin, notamment ceux du plancher pelvien, des multifides ainsi que le transverse de l'abdomen (voir 3.1 : la contraction maximale, page 46, et 6.1, page 74) ;

- Évitez ou limitez les postures où l'appui au sol est concentré sur une seule jambe lorsque, par exemple, vous montez les escaliers ou vous marchez sur un terrain accidenté. Si vous devez adopter de telles postures, limitez le cisaillement en montant une marche à la fois ou en faisant de plus petits pas lorsque vous marchez sur une surface en pente ;

- Évitez de creuser le dos en position assise ou debout. Si vous êtes cambrée, vous augmentez la pression sur le pubis et, par conséquent, la douleur pubienne augmente également. Suivez les conseils posturaux du chapitre 6 pour prévenir la cambrure du dos (page 83) ;

- Lorsque vous passez du lit à une position debout ou que vous sortez de voiture, optez pour des mouvements qui se font en bloc, c'est-à-dire les deux jambes à la fois, pour éviter l'étirement de la symphyse. Évitez de faire le mouvement une jambe à la fois en écartant les jambes.

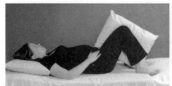 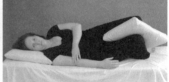

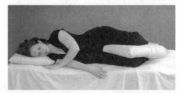

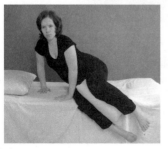 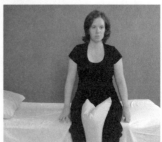

Vous pouvez également utiliser un oreiller que vous maintiendrez entre les cuisses pour faciliter les mouvements au lit ;

- Lors des périodes de repos, la position couchée sur le côté peut devenir inconfortable. Prenez plutôt la position de repos couchée sur le dos ou semi-assise, ou reprenez la position couchée sur le côté (voir la section « Les positions de repos », page 88) en ajoutant un ou deux oreillers entre les cuisses pour bien soutenir la jambe supérieure.

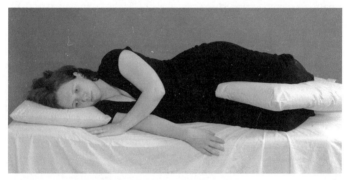

 Conseil

Lorsque la douleur est sévère et accompagnée d'enflure au niveau du pubis, l'application de glace peut vous soulager. Dans la position couchée sur le dos ou semi-assise, genoux fléchis, les jambes en appui sur deux oreillers, appliquez un sac de glace concassée recouvert d'une serviette humide pendant 20 à 30 minutes. Cette mesure soulagera votre douleur en plus de réduire l'enflure dans cette région.

Une ceinture élastique étroite (bande pelvienne) pourrait réduire les douleurs pubiennes pendant la grossesse. Lorsqu'elle est bien placée, cette ceinture stabilise le bassin, réduisant ainsi les inconforts lors des mouvements.

Suivez les exercices et conseils de ce chapitre et si les douleurs persistent, informez-en votre médecin et consultez votre physiothérapeute, qui pourra vous aider à les soulager.

Exercice 7.1
LE PONT

- En position couchée sur le dos, les genoux fléchis, faites la respiration abdominale (1.1, page 23).

- En expirant, contractez les muscles stabilisateurs du ventre, du dos et du bassin (transverse de l'abdomen, multifides du dos et muscles du plancher pelvien) et soulevez légèrement le bassin et la région lombaire pour décoller les fesses du sol. Puis serrez un petit ballon entre les genoux.

- Gardez la position en vous aidant des muscles adducteurs (intérieur des fesses) et fessiers pendant 2 ou 3 respirations.

- Expirez et revenez doucement à la position de départ.

- **Faites 1 série de 5 mouvements** en prenant 10 secondes de repos entre chaque mouvement.

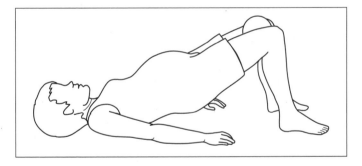

- **Faites la série 1 fois par jour, 3 jours par semaine,** pour prévenir les douleurs pubiennes et sacro-iliaques.

- Si vous avez des douleurs, **faites la série 1 fois par jour, 5 jours par semaine.**

Les douleurs à l'aine

Sur chaque branche du pubis s'attache un muscle, l'adducteur de la hanche. C'est avec ce muscle qu'on rapproche les jambes l'une de l'autre. Les mouvements qui provoquent des douleurs pubiennes par effet de cisaillement ou d'écartement peuvent aussi avoir un effet sur les adducteurs de la hanche en les étirant plus que d'habitude, particulièrement si ce muscle est déjà tendu. Cela entraîne une irritation de l'attache du muscle sur la branche pubienne et risque de provoquer une tendinite. Pour soulager les douleurs pubiennes, suivez les conseils décrits à la section « Les douleurs pubiennes », page 95. Pour prévenir les tendinites des adducteurs et les douleurs à l'aine, vous pouvez pratiquer l'exercice d'assouplissement des muscles de l'intérieur de la cuisse qui suit afin de réduire la force de traction qui leur est imposée.

Exercice 7.2
L'ASSOUPLISSEMENT DES ADDUCTEURS DE LA CUISSE

En position couchée

- Dans la position couchée sur le dos, genoux fléchis, faites la respiration abdominale (1.1, page 23) puis, en serrant les abdominaux de façon à garder le dos collé au sol (bascule du bassin), ouvrez progressivement les genoux en gardant les pieds joints jusqu'à avoir une sensation d'étirement.

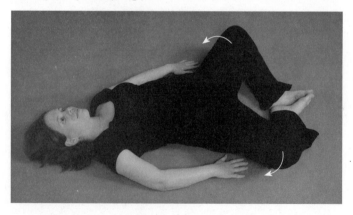

- Maintenez cette position d'étirement 30 à 45 secondes, **3 à 5 fois par jour**, en respirant normalement.
- Gardez le dos à plat pendant l'exercice.

En position assise

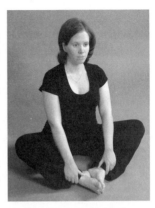

- Dans la position assise, jambes ouvertes, la plante du pied droit contre celle du pied gauche, ramenez lentement les talons vers vous.

- Maintenez cette position d'étirement de 3 à 5 minutes chaque jour, en vous grandissant de façon à garder une bonne posture.

Plus vous pratiquerez cet exercice, plus vos genoux se rapprocheront du sol, car le muscle de l'intérieur de la cuisse s'assouplira.

Les douleurs sacro-iliaques ou dans le haut de la fesse

Les os iliaques droit et gauche forment les faces latérales du bassin, qu'on appelle les hanches (voir schéma page 96).

Ils s'unissent au sacrum, à l'arrière du bassin, par une articulation (l'articulation sacro-iliaque) qui est elle aussi influencée par les changements hormonaux accompagnant la grossesse. Dans certains mouvements, par exemple lorsque vous vous retournez dans le lit ou que vous vous relevez d'une chaise, la laxité ligamentaire peut entraîner un faux mouvement de cette articulation qui, à la longue, risque de se coincer. Vous vous retrouverez alors bloquée dans cette position, prisonnière de la douleur au bas du dos et à la fesse, sans trop savoir comment vous en sortir.

Pour prévenir les douleurs sacro-iliaques ou dans le haut de la fesse :

- Fortifiez les muscles stabilisateurs de la colonne et du bassin en faisant le renforcement des muscles multifides du dos et du transverse de l'abdomen (6.1, page 74) et sa progression ainsi que le renforcement des muscles du plancher pelvien (3.1, page 46).

- Avant et pendant tout changement de position, compensez pour l'instabilité ligamentaire en contractant les muscles stabilisateurs de la colonne et du bassin : les muscles du plancher pelvien, le transverse de l'abdomen, les multifides du dos (voir 3.1 : la contraction maximale, page 46, et 6.1 : le renforcement des muscles multifides du dos et du transverse de l'abdomen, page 74) et les muscles fessiers. Pensez-y, par exemple, en passant de la position couchée à la position assise ou de la position assise à la position debout.

- Vous pouvez également pratiquer des étirements musculaires (voir 6.3 : la bascule du bassin et la flexion des hanches, page 78) 1 ou 2 fois par jour afin de maintenir un bon alignement de l'os iliaque sur le sacrum, ce qui réduit les risques de blessure.

- Afin de soulager une douleur à la fesse et de dégager une articulation sacro-iliaque bloquée, pratiquez l'exercice ou le massage suivant.

Exercice 7.3
Le dégagement de l'articulation sacro-iliaque

- Dans la position couchée sur le dos, jambes allongées, fléchissez le genou du côté douloureux et croisez la jambe pliée par-dessus la jambe allongée, de sorte que les orteils puissent se glisser en dessous de la jambe allongée.

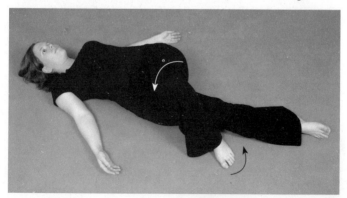

- Gardez cette position de 30 à 45 secondes, ou jusqu'à ce que la sensation d'étirement soit passée, en gardant le haut du dos et les épaules à plat.

- **Pour un effet maximal, répétez l'étirement 3 à 5 fois.** Cet exercice soulage les douleurs à la fesse tout en aidant à dégager la sacro-iliaque.

   Pour assurer une plus grande traction sur l'articulation sacro-iliaque, faites l'exercice suivant.

- Dans la position couchée sur le dos, jambes allongées, fléchissez le genou du côté douloureux et croisez la jambe pliée par-dessus la jambe allongée.

- Puis faites une rotation du tronc de sorte que la jambe puisse pendre sur le côté du lit, exerçant ainsi une traction sur l'articulation sacro-iliaque douloureuse.

- Gardez cette position pendant une dizaine de minutes, en gardant le haut du dos et les épaules à plat.

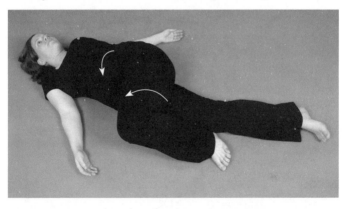

Exercice 7.4
LE MASSAGE DE LA RÉGION SACRO-ILIAQUE

- Dans la position assise ou à genoux, les bras croisés et la tête en appui sur une table, une chaise ou un lit, faites-vous masser la région douloureuse, en l'occurrence le haut des fesses (région sacro-iliaque) et les muscles pelvitrochantériens (fesses en entier).

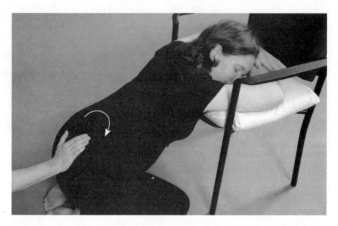

- Votre masseur (conjoint, parent ou ami) doit effectuer des mouvements circulaires, à partir du centre de la région vers l'extérieur, en appuyant fortement avec la paume de sa main. On peut aussi utiliser une balle (une balle de tennis, par exemple) pour réduire les tensions dans les muscles de la fesse.

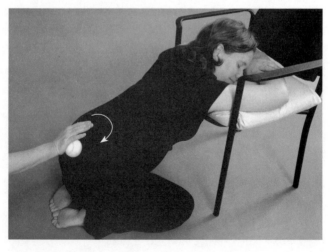

- **Pour être efficace, le massage doit durer de 2 à 5 minutes.** Faites-vous gâter !

Conseil

Une ceinture élastique étroite (bande pelvienne) pourrait réduire les douleurs sacro-iliaques pendant la grossesse. Lorsqu'elle est bien placée, cette ceinture stabilise le bassin, réduisant ainsi les inconforts lors des mouvements. Consultez votre médecin ou un ou une physiothérapeute pour savoir si cette approche est appropriée pour vous.

La sciatique de grossesse

Comme nous l'avons vu précédemment, la laxité ligamentaire peut entraîner un faux mouvement de l'articulation sacro-iliaque et provoquer, à la longue, un coincement. Lors de certains mouvements, le nerf sciatique, qui passe immédiatement devant l'articulation sacro-iliaque, peut s'irriter ou être comprimé par l'enflure et les spasmes musculaires dans la région lombaire et sacrée où il y a inflammation. Cela provoque une douleur aiguë sous forme d'un pincement à la fesse qui peut descendre jusqu'à la cuisse. C'est ce qu'on appelle la « sciatique de grossesse ». Contrairement à la vraie sciatique, la douleur ne descend pas jusqu'au pied et il suffit de changer de position pour la soulager.

Afin de prévenir la sciatique de grossesse, pratiquez la bascule du bassin et la flexion des hanches (6.3, page 78). Vous pouvez également effectuer l'exercice suivant pour soulager une douleur liée à la sciatique de grossesse.

Exercice 7.5
L'ÉTIREMENT GLOBAL DES MUSCLES FESSIERS

- En position couchée sur le dos, jambes allongées, fléchissez le genou du côté douloureux et croisez-le par-dessus la jambe allongée.
- Ramenez le genou sur l'abdomen, vers l'épaule opposée. Vous devriez alors sentir un étirement dans la région de la fesse.

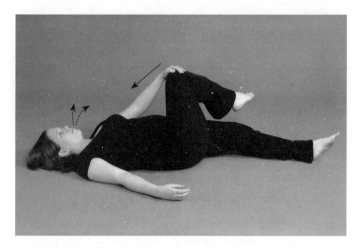

- Maintenez l'étirement pendant 30 à 45 secondes au moins, ou jusqu'à ce que la sensation d'étirement soit passée, en respirant normalement.
- Revenez à la position de départ. Recommencez de 3 à 5 fois.
- **Faites 1 série 1 ou 2 fois par jour,** selon vos besoins. Vous pouvez également faire cet étirement dans la position assise.

Si la douleur persiste malgré les conseils et les exercices suggérés, parlez-en à votre médecin et consultez votre physiothérapeute afin de soulager vos douleurs, d'évaluer et de traiter votre bassin et de vous permettre d'effectuer les mouvements plus confortablement. Tous ces problèmes sont fréquents en période de grossesse et peuvent être apaisés rapidement. Ne souffrez pas inutilement et profitez de votre grossesse.

CHAPITRE 8

Les seins

Les seins sont constitués de glandes, de conduits et de tissus adipeux. Ils sont soutenus par les muscles de la poitrine (musculature pectorale), des épaules et du haut du dos. En se préparant à la sécrétion de lait, ils subissent d'importantes modifications physiologiques au cours de la grossesse. Par exemple, en 9 mois, leur poids augmente de 0,5 à 1,7 kg! Pour éviter que cette augmentation de poids entraîne des douleurs aux épaules et au haut du dos ainsi que l'affaissement de vos seins, il est fortement suggéré de porter un soutien-gorge de la taille appropriée pendant toute la grossesse. **Notez que la taille du bonnet et le tour de poitrine du soutien-gorge augmentent tout au long de la grossesse, au même rythme que la circonférence du thorax (tour de poitrine), qui s'agrandit pour faire de la place au fœtus.**

Le maintien d'une bonne posture (le dos droit, avec le sternum au-dessus du pubis, les épaules légèrement en arrière plutôt qu'enroulées vers l'avant, c'est-à-dire en ligne verticale avec les oreilles) et d'un autograndissement apporte également un meilleur soutien à la poitrine pendant la grossesse. Appliquez-vous à garder une bonne posture en tout temps.

Pour vous en souvenir, utilisez un aide-mémoire tout au long de la journée. Par exemple, chaque fois que vous passez sous le cadre d'une porte, grandissez-vous et corrigez votre posture.

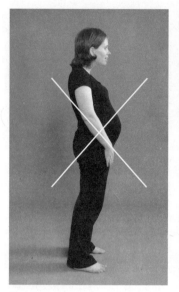 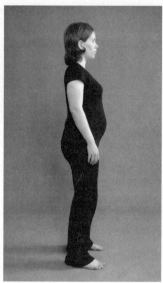

Si le poids des seins entraîne des douleurs dans le haut du dos malgré le port d'un soutien-gorge d'une taille adéquate et le maintien d'une bonne posture, c'est que les muscles du haut du dos et de la poitrine ne sont pas suffisamment forts pour le supporter. Pratiquez les exercices suivants pour maximiser le soutien des seins.

La tonification des muscles du haut du dos

Exercice 8.1

La tonification des muscles du haut du dos

- En position couchée sur le dos, placez la paume des mains sous la tête et faites la respiration abdominale (1.1, page 23).
- En expirant lentement, rapprochez les omoplates de la colonne vertébrale, en évitant de creuser le dos.
- Maintenez cette position pendant environ 10 secondes en respirant normalement, puis relâchez. Reposez-vous 20 secondes et répétez 10 fois.

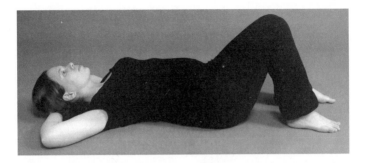

- Faites 3 séries de 10 répétitions, 1 fois par jour, 5 jours par semaine.

Lorsque vous maîtrisez cet exercice, faites-le en position assise ou en tailleur.

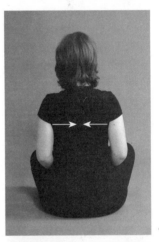

- Baissez les épaules et rapprochez les omoplates de la colonne vertébrale.
- Maintenez pendant environ 10 secondes, puis relâchez.
- Reposez-vous 20 secondes et répétez 10 fois.
- Faites 3 séries de 10 répétitions, 1 fois par jour, 5 jours par semaine.

La tonification des muscles pectoraux

Exercice 8.2
LA PRESSION

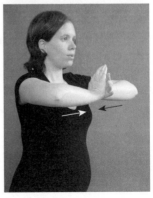

- En position assise ou debout, les coudes fléchis à la hauteur des épaules, faites la respiration abdominale (1.1, page 23).

- Expirez lentement par la bouche et poussez les paumes des mains l'une contre l'autre jusqu'à l'apparition d'une contraction dans les muscles pectoraux, au-dessus des seins.

- Inspirez.

- **Faites 10 mouvements** en prenant 20 secondes de repos entre chaque mouvement.

- **Faites 1 série 1 fois par jour, 5 jours par semaine.**

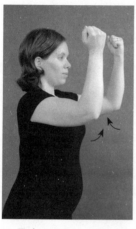

Exercice 8.3
L'ÉQUERRE

- Dans la même position, bras tendus à la hauteur des épaules, les avant-bras fléchis dans un angle de 90° vers le haut, faites la respiration abdominale (1.1, page 23).

- Puis, en expirant lentement par la bouche, joignez les coudes devant la poitrine.

- Inspirez.

- **Faites 10 mouvements** en prenant 20 secondes de repos entre chaque mouvement.

- **Faites 1 série 1 fois par jour, 5 jours par semaine.**

Exercice 8.4
L'ASSOUPLISSEMENT DES MUSCLES DU HAUT DU DOS

Pour soulager les douleurs persistantes du haut du dos reliées à l'augmentation du poids des seins, pratiquez l'exercice d'assouplissement des bras croisés, mains derrière le dos (6.6, page 81) que vous pouvez faire précéder d'un massage.

Exercice 8.5

L'ASSOUPLISSEMENT DES MUSCLES PECTORAUX

Pour conserver la souplesse des muscles pectoraux et, ainsi, maintenir une bonne position des épaules malgré l'augmentation du poids des seins, pratiquez l'exercice d'assouplissement suivant.

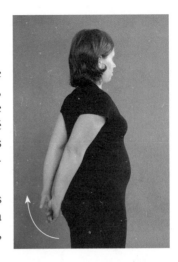

- En position debout, les pieds légèrement écartés, faites la respiration abdominale (1.1, page 23).

- Expirez lentement par la bouche et joignez les mains en les croisant derrière le dos.

- Gardez le dos bien droit et montez les mains vers le haut jusqu'à sentir l'étirement des muscles pectoraux.

- Maintenez l'étirement pendant au moins 30 à 45 secondes en effectuant toujours la respiration abdominale.

- Relâchez les muscles étirés, puis recommencez de 3 à 5 fois.

- **Faites 1 série 1 ou 2 fois par jour,** selon vos besoins.

CHAPITRE 9

L'activité physique et la grossesse

La grossesse est une période idéale pour adopter de bonnes habitudes de vie en ce qui concerne l'activité physique. Vous êtes présentement motivée et vous voulez, pour vous-même et pour votre bébé, le meilleur état de santé possible. En plus de votre programme d'exercices de grossesse, certains sports et exercices physiques cardiovasculaires peuvent vous être bénéfiques.

Au siècle dernier, on conseillait aux femmes actives de diminuer ou d'arrêter entièrement l'exercice pendant la grossesse. On prétendait que les malformations fœtales, les fausses couches ainsi que les accouchements prématurés pouvaient être liés à la pratique d'exercices ou de sports pendant la grossesse. Aujourd'hui, de nombreuses études évaluant les risques et bénéfices de l'exercice cardiovasculaire pendant la grossesse démontrent que ce type d'exercice, pratiqué modérément, a un effet bénéfique pendant la grossesse. Il donne à la femme enceinte plus d'énergie et, par conséquent, réduit la fatigue. Il contrôle le gain de poids, prévient le développement de diabète gestationnel, réduit les crampes musculaires et ralentit le développement des varices. Par ailleurs, il favorise l'estime de soi tout en diminuant l'anxiété et la dépression pendant la grossesse.

Les exercices cardiovasculaires pourraient cependant avoir des effets négatifs sur la santé de femmes qui présentent des complications durant la grossesse. Selon les directives cliniques sur l'exercice pendant la grossesse et le postpartum de la Société des obstétriciens et gynécologues du Canada et du Conseil d'administration de la Société canadienne de physiologie de l'exercice, la femme enceinte ne devrait prendre la décision de faire ou de ne pas faire d'exercice physique qu'après avoir reçu une opinion médicale qualifiée sur le sujet. Il est donc primordial de consulter son médecin traitant avant de débuter une activité physique cardiovasculaire.

La Société des obstétriciens et gynécologues du Canada recommande :

- Aux femmes qui faisaient de l'exercice cardiovasculaire avant d'être enceintes de continuer à le faire pendant toute leur grossesse, jusqu'à 30 minutes, 4 fois par semaine, en modifiant le rythme des exercices. Ces femmes devraient être capables d'entretenir une conversation lors des exercices cardiovasculaires. Elles devraient réduire l'intensité si cela n'est pas possible.

- Aux femmes qui ne faisaient pas d'exercice cardio-vasculaire avant d'être enceintes, de commencer au 2e trimestre, par 15 minutes d'exercices continus, 3 fois par semaine, et d'augmenter graduellement jusqu'à 30 minutes, 4 fois par semaine. Lors des exercices cardiovasculaires, elles devraient également être capables d'entretenir une conversation et devraient réduire l'intensité si cela n'est pas possible.

- L'entraînement aérobique pendant la grossesse devrait permettre à la femme de maintenir un niveau raisonnable de forme physique, sans que celle-ci cherche à s'entraîner pour améliorer ses performances sportives.

Conseil

Attention! Les exercices devraient être interrompus immédiatement si les problématiques suivantes apparaissent : souffle excessivement court, douleurs thoraciques, contractions utérines douloureuses, présyncope, fuite du liquide amniotique et saignement vaginal.

Des recommandations

Voici une série de recommandations à considérer lorsque vous déciderez d'entreprendre un programme d'exercices cardiovasculaires pendant la grossesse :

- Consultez votre médecin traitant avant de débuter les exercices ;
- Buvez suffisamment avant, pendant et après les exercices pour éviter la déshydratation ;
- Prenez un petit goûter de protéines et de sucres naturels avant de faire les exercices ;
- Évitez de vous exercer dans un environnement chaud et humide ;
- Commencez la session d'exercices d'aérobie par un réchauffement et terminez-la par une période de relaxation ;
- Évitez les sports à risque élevé pouvant provoquer des pertes d'équilibre et des chutes (ski alpin, ski nautique, sports de contact), des changements de pression (plongée sous-marine, escalade) ou des sports de sauts pouvant créer des traumatismes aux ligaments et aux articulations (course et jogging). Favorisez plutôt les sports à faible impact comme la marche rapide, le vélo stationnaire, le ski de fond, la natation ou l'aquaforme ;

• Lors de la pratique d'exercices de renforcement, mettez l'accent sur la respiration continue tout au long de l'exercice (expirez à l'effort comme dans la respiration abdominale et inspirez à la relaxation) et évitez de retenir la respiration tout en travaillant contre une résistance ;

• Lorsque vous ferez des exercices de souplesse, évitez les étirements vigoureux et par rebonds (saccadés).

Souvenez-vous que les changements physiques et physiologiques inhérents à la grossesse peuvent augmenter les risques de blessures à cause de l'augmentation de la laxité ligamentaire ou du déplacement du centre de gravité. Pendant la grossesse, ne pratiquez pas les exercices cardiovasculaires pour perdre du poids, mais plutôt pour maintenir votre force, votre endurance, votre souplesse ainsi que votre estime de soi.

Soyez prudente !

En conclusion

Au cours de la grossesse, vous êtes devenue plus consciente de votre corps et de ses capacités. L'exercice physique vous a donné plus d'énergie, d'estime de soi et vous a aidée à réduire les petits inconforts de la grossesse. En mettant un enfant au monde, vous apprécierez encore plus la vie. Cette nouvelle conscience devrait vous stimuler à poursuivre un programme d'exercices au cours de la période postnatale… et durant toute votre vie.

Alors ne vous arrêtez pas maintenant !

Soyez en forme après bébé !

Annexe : Tableau des exercices

1er trimestre	2e trimestre	3e trimestre
Exercices respiratoires : 1.1 tous les jours	Exercices respiratoires : 1.1 tous les jours, 1.2 à 1.4 au besoin	Exercices respiratoires : 1.1 tous les jours, 1.2 à 1.4 au besoin
Exercices circulatoires : au besoin	Exercices circulatoires : au besoin	Exercices circulatoires : au besoin
Exercices pour les muscles du plancher pelvien · Renforcement : 3.1., 3.3, 3.4 au besoin, · Prévention de la constipation : au besoin	Exercices pour les muscles du plancher pelvien · Renforcement : 3.1, 3.3, 3.4 dès la 20e semaine · Prévention de la constipation : au besoin	Exercices pour les muscles du plancher pelvien · Renforcement : 3.1, 3.3, 3.4 · Prévention de la constipation : au besoin · Assouplissement : 3.5 dès la 34e semaine
Exercices pour les muscles abdominaux : 4.1, 4.2	Exercices pour les muscles abdominaux : · 4.2, 4.3 · 4.4 (s'il n'y a pas de diastase)	Exercices pour les muscles abdominaux : 4.2, 4.3
Prévention de la diastase des grands droits : au besoin	Prévention de la diastase des grands droits : au besoin	Prévention de la diastase des grands droits : au besoin
Exercices pour les muscles du dos · Renforcement : 6.1 · Assouplissement : 6.2 à 6.6 au besoin · Prise d'une bonne posture : en tout temps	Exercices pour les muscles du dos · Renforcement : 6.1 · Assouplissement : 6.2 à 6.6 · Prise d'une bonne posture : en tout temps	Exercices pour les muscles du dos · Renforcement : 6.1 · Assouplissement : 6.2 à 6.6 · Prise d'une bonne posture : en tout temps

ANNEXE: TABLEAU DES EXERCICES (SUITE)

Exercices pour les douleurs au bassin · Renforcement: 7.1 · Assouplissement: 7.2 à 7.5 au besoin Exercices pour le soutien des seins · Renforcement: 8.1, 8.2 ou 8.3 · Assouplissement: 8.4 à 8.5 au besoin Activités sportives · Si active avant la grossesse: poursuivre le programme cardiovasculaire d'intensité modérée 30 min., 4 fois/semaine · Si inactive avant la grossesse: attendre au 2e trimestre	Exercices pour les douleurs au bassin · Renforcement: 7.1 · Assouplissement: 7.2 à 7.5 au besoin Exercices pour le soutien des seins · Renforcement: 8.1, 8.2 ou 8.3 · Assouplissement: 8.4 à 8.5 au besoin Activités sportives · Si active avant la grossesse: programme cardiovasculaire d'intensité modérée 30 min., 4 fois/semaine · Si inactive avant la grossesse: programme cardiovasculaire d'intensité légère à modérée 15 à 30 min., 3 fois/semaine	Exercices pour les douleurs au bassin · Renforcement: 7.1 · Assouplissement: 7.2 à 7.5 au besoin Exercices pour le soutien des seins · Renforcement: 8.1, 8.2 ou 8.3 · Assouplissement: 8.4 à 8.5 au besoin Activités sportives · Si active avant la grossesse: programme cardiovasculaire d'intensité modérée 30 min., 4 fois/semaine · Si inactive avant la grossesse: programme cardiovasculaire d'intensité légère à modérée 15 à 30 min., 3 fois/semaine

DEUXIÈME PARTIE

En forme après bébé

Après la naissance de votre bébé, il se peut que vous ressentiez certaines douleurs ou que vous éprouviez un sentiment d'inconfort. Vous trouverez dans cette section des conseils pratiques et des exercices qui vous permettront de soulager les douleurs et inconforts, de reprendre vos forces, de raffermir vos muscles et de retrouver votre forme physique prégrossesse.

Certains exercices peuvent être faits le jour même de l'accouchement, alors qu'il faut attendre quelques jours ou quelques semaines avant de faire les autres. Ne tardez pas à reprendre vos activités physiques après l'accouchement. Votre grossesse vous a permis de prendre conscience de la formidable capacité de votre corps. Servez-vous de cette prise de conscience pour refaire vos forces et lui redonner du tonus. Le temps que vous consacrerez à ces exercices vous appartient. Il vous permettra de retrouver votre énergie et vous aidera à mieux profiter de l'arrivée de votre bébé.

CHAPITRE 1

Les exercices respiratoires

Les exercices respiratoires sont très importants après l'accouchement, car ils permettent d'améliorer l'oxygénation en plus de favoriser la guérison des tissus et la relaxation. De plus, la respiration active est à la base de tous les exercices postnatals. On commence à faire les exercices respiratoires le jour même de l'accouchement, puis on les intègre aux autres exercices postnatals.

Exercice 1.1

LA RESPIRATION ABDOMINALE

En position couchée

- En position couchée sur le dos, genoux fléchis et dos à plat, expirez par la bouche de façon à serrer doucement le ventre en ceinture pour chasser l'air lentement.

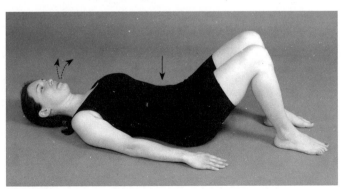

- Ne forcez pas l'expiration, vous n'avez pas à vider vos poumons rapidement. Expirez lentement, juste assez longtemps pour sentir le travail des muscles du ventre (resserrement du bas-ventre).
- Puis relâchez le ventre, sentez et encouragez l'expansion des côtes sur les côtés. L'inspiration se fera toute seule, automatiquement.
- **Faites l'exercice 10 fois toutes les 2 ou 3 heures.**

PROGRESSION

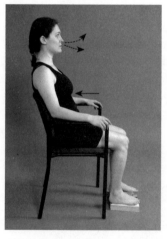

En position assise

- En position assise, pieds au sol sur un appui (un petit tabouret ou un annuaire téléphonique, par exemple) pour que les genoux soient plus élevés ou à la même hauteur que les hanches, expirez par la bouche de façon à serrer doucement le ventre en ceinture pour chasser lentement l'air de vos poumons.

- Ne forcez pas l'expiration, vous n'avez pas à vider vos poumons rapidement. Expirez lentement, juste assez longtemps pour sentir le travail des muscles du ventre (resserrement du bas-ventre).
- Puis relâchez le ventre, sentez et encouragez l'expansion des côtes sur les côtés. L'inspiration se fera toute seule.
- **Faites l'exercice 10 fois toutes les 2 ou 3 heures.**

Conseil

La position dans laquelle vous effectuez la respiration abdominale est très importante. Une position voûtée ou repliée ne permet ni de serrer ni de relâcher le ventre correctement et limite l'efficacité de cet exercice. Vous restreindrez ainsi les mouvements de votre diaphragme, l'expansion de votre thorax et, par conséquent, l'efficacité de vos respirations. Choisissez plutôt une position où la colonne est droite. Grandissez-vous et respirez !

Chapitre 2

Les exercices circulatoires

Après l'accouchement, l'œdème (enflure) des jambes et des bras se résorbe généralement en une semaine environ. Voici deux exercices qui vous aideront à le réduire. Ils peuvent être faits le jour même de l'accouchement et selon les besoins par la suite. Vous pouvez faire ces deux exercices simultanément ou séparément.

Exercice 2.1

La mobilisation des chevilles

- Dans la position couchée sur le dos, les jambes légèrement plus élevées que le cœur (en ajoutant quelques oreillers sous les genoux et les mollets), faites de petits cercles avec les chevilles et bougez les orteils.

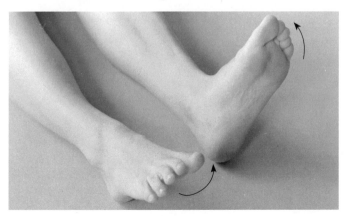

- **Effectuez l'exercice pendant 1 à 2 minutes, toutes les 2 ou 3 heures.** Cet exercice active la circulation sanguine et aide à résorber l'enflure des jambes.

Exercice 2.2
LA MOBILISATION DES POIGNETS

- Si l'enflure se situe au niveau des bras et des mains, placez-vous de manière qu'ils soient plus élevés que le cœur et faites de petits cercles avec les poignets en bougeant les doigts ou en fermant et en ouvrant les mains.

- **Effectuez l'exercice pendant 1 à 2 minutes toutes les 2 ou 3 heures.** Cet exercice aide à résorber l'enflure des poignets et des mains.

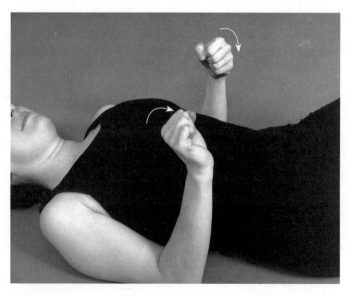

Conseil

Massez vous-même ou, encore mieux, demandez à quelqu'un de masser vos pieds et vos jambes ou vos mains et vos avant-bras. Pour réduire l'œdème et activer la circulation sanguine, les massages doivent se faire à partir des extrémités vers le cœur. Par exemple, pour un œdème du pied, massez d'abord le pied, puis la cheville et le mollet.

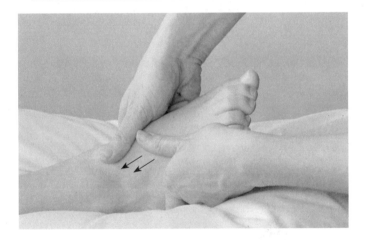

CHAPITRE 3

Les soins du périnée

Après l'accouchement, la région du périnée, qui comprend les muscles du plancher pelvien, les autres tissus et la peau, est souvent enflée et douloureuse. Vous avez peut-être eu une épisiotomie, une déchirure ou des hémorroïdes peuvent être apparues. Nous vous proposons quelques conseils, positions et exercices qui peuvent être utilisés dès le lendemain de l'accouchement et qui soulageront vos malaises.

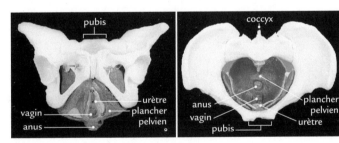

L'application de glace

Placez de la glace concassée dans un sac de plastique recouvert d'une débarbouillette humide et fraîche et appliquez-la sur le périnée avant (site de l'épisiotomie ou de la déchirure) ou sur le périnée arrière (site des hémorroïdes et du coccyx) selon vos besoins. L'application de glace pendant 20 à 30 minutes toutes les 2 ou 3 heures réduit la douleur et l'enflure du périnée.

Si vous remontez le pied du lit de manière que votre bassin soit plus élevé que votre cœur, l'œdème du périnée se résorbera plus rapidement lors de l'application de la glace.

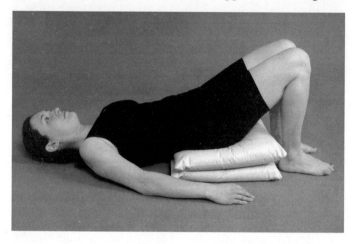

Exercice 3.1
LES CONTRACTIONS LÉGÈRES DES MUSCLES DU PLANCHER PELVIEN

Pour réduire l'œdème et la douleur, en plus d'accélérer la guérison du périnée en favorisant le retour veineux, nous vous suggérons d'effectuer des contractions légères des muscles du plancher pelvien.

- En position assise ou couchée sur le dos, faites la respiration abdominale (1.1, page 123).

- À l'expiration, serrez légèrement les muscles du plancher pelvien (en respectant votre seuil de douleur), comme pour retenir l'urine et les gaz, puis relâchez.

- **Alternez contractions légères et relaxation pendant 1 à 2 minutes toutes les 2 ou 3 heures.** Cet exercice de « pompage » favorise la guérison du périnée.

Note : Vous n'avez pas à craindre de briser les points de suture lorsque vous contractez les muscles du plancher pelvien puisque les tissus se rapprochent les uns des autres lors de l'exercice.

Conseil

Une position d'élévation du bassin par rapport au cœur (qu'on obtient en élevant le pied du lit ou en ajoutant deux oreillers sous les fesses — voir photo, page 132) augmente l'effet de cet exercice sur l'œdème et, par conséquent, sur la douleur.

Les positions à adopter

- L'enflure et la douleur du périnée ne vous permettent peut-être pas d'être confortable en position assise. Nous vous suggérons de placer un oreiller sur la chaise ou le fauteuil et de serrer les muscles du plancher pelvien (3.1, page 132) et les fesses avant de vous asseoir et en vous asseyant. Puis, lorsque vous êtes assise, relâchez les muscles du plancher pelvien et les fesses lentement. Assurez-vous d'avoir le bas du dos et les pieds bien appuyés. Vous serez ainsi plus confortable.
- Pendant les premières semaines qui suivent l'accouchement, favorisez les positions couchée ou assise plutôt que la position debout. En position debout, les viscères sont poussés par la gravité vers le bas du corps, où le plancher pelvien est relâché. Les ligaments qui soutiennent la vessie et l'utérus sont alors sollicités et les points de suture, étirés.
- Lorsque vous devez vous lever, serrez les muscles du plancher pelvien (3.1, page 132). Vous garderez ainsi les muscles de cette région resserrés et préviendrez les malaises.

Exercice 3.2
LE VERROUILLAGE PÉRINÉAL

- Avant de tousser ou d'éternuer, serrez les muscles du plancher pelvien afin d'éviter la douleur et la pression sur les points de suture.

- Faites de même avant tout effort qui crée une pression vers le bas comme, par exemple, vous lever, marcher ou prendre le bébé dans vos bras.

Les douleurs au coccyx

Après leur accouchement, plusieurs femmes ressentent des inconforts ou des douleurs au coccyx. Il est possible que, lors de l'accouchement, le coccyx ait été forcé, se soit luxé (déplacé), voire fracturé.

- Pour soulager les douleurs au coccyx, appliquez de la glace localement (voir la section «L'application de glace», page 131) et faites quelques contractions légères des muscles du plancher pelvien (3.1, page 132) pour l'aider à se replacer.

- Suivez aussi les conseils du verrouillage périnéal (3.2, page précédente) pour pouvoir effectuer vos activités quotidiennes sans trop d'inconforts. Si la douleur persiste, consultez un ou une physiothérapeute.

Chapitre 4

La prévention de la constipation

Après l'accouchement, on a tendance à éviter d'aller à la selle parce qu'on a peur que ce soit douloureux. On risque ainsi de devenir constipée et de rendre plus difficile l'évacuation. Il faudra alors pousser fortement, ce qui causera une pression sur le périnée pouvant faire augmenter le volume des hémorroïdes, et créera une tension sur les points de suture. Plus tard, l'ingestion de suppléments de fer et l'allaitement pourront aussi rendre propice la constipation.

Afin de prévenir la constipation, buvez beaucoup (environ deux litres d'eau par jour ou un grand verre d'eau à chaque allaitement) et augmentez la quantité de fibres dans votre alimentation. Ne restez pas longtemps à pousser. Attendez plutôt d'avoir envie d'aller à la selle et si l'envie se déclare, ne manquez pas l'occasion. Adoptez une bonne position en vous asseyant légèrement penchée vers l'avant. Pour stimuler le mouvement intestinal (transit), faites quelques exercices et massages.

Exercice 4.1
LA RESPIRATION ABDOMINALE EXAGÉRÉE

- Dans la position de votre choix, couchée, assise ou à quatre pattes, commencez par expirer par la bouche en rentrant le nombril de façon à serrer le ventre doucement afin de chasser l'air lentement (1.1, p. 123).

- Ne forcez pas l'expiration, vous n'avez pas à vider l'air rapidement. Expirez lentement, assez longtemps pour sentir le travail des muscles profonds du ventre (resserrement du bas-ventre). Puis relâchez le ventre et laissez-le se gonfler. Les mouvements de serrement et de gonflement de l'abdomen, en massant le ventre, contribueront à stimuler le transit intestinal.

- **Faites quotidiennement une dizaine de respirations abdominales après les repas.**

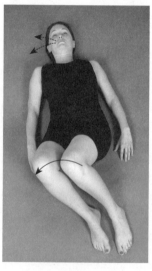

Exercice 4.2

LA RESPIRATION ABDOMINALE ET LES MOUVEMENTS LATÉRAUX DES JAMBES

- En position couchée sur le dos, genoux fléchis, expirez par la bouche en rentrant le nombril de façon à serrer le ventre pour chasser l'air lentement et, en même temps, inclinez les genoux vers le côté gauche. Puis relâchez le ventre et laissez-le se gonfler.

- Répétez l'expiration et reprenez la position initiale, genoux fléchis au centre. Puis relâchez le ventre et laissez-le se gonfler.

- Répétez l'exercice, cette fois en inclinant les jambes vers le côté droit.

- **Faites l'exercice 5 fois de chaque côté, après les repas.** Cet exercice produit un étirement du tronc et un massage des intestins du côté droit (côlon ascendant) et du côté gauche (côlon descendant), stimulant ainsi le mouvement intestinal.

Exercice 4.3

LE MASSAGE DE L'ABDOMEN

Le massage de l'abdomen peut lui aussi être efficace pour stimuler le transit intestinal et évacuer les gaz.

- Faites des mouvements circulaires avec la paume de la main en exerçant une légère pression sur l'abdomen. Le mouvement doit s'effectuer en partant de la droite vers le haut (côlon ascendant), puis vers la gauche (côlon transverse) et, finalement, vers le bas (côlon descendant).

- **Faites l'exercice 5 fois après les repas.**

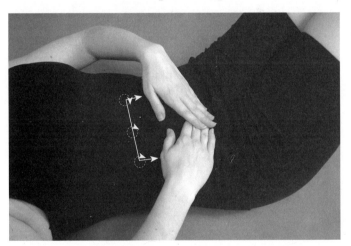

La position à adopter aux toilettes et la méthode de poussée

- Aux toilettes, prévoyez si possible un support d'environ 15 cm pour vos pieds (un annuaire téléphonique sous chaque pied, par exemple) afin que vos genoux soient plus hauts que vos hanches. Cette position imite la position accroupie, qui est la plus favorable pour aller à la selle.

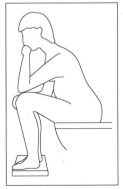

• Penchez-vous ensuite vers l'avant, dos droit et, si l'expulsion n'est pas spontanée, serrez le ventre et poussez en expirant dans votre poing fermé. Il est important de ne pas pousser en bloquant votre respiration, car cela crée une trop grande pression sur le périnée. Si vous n'arrivez pas à évacuer rapidement, n'insistez pas trop, et attendez plutôt d'en ressentir à nouveau le besoin.

• Finalement, si vous craignez trop que l'évacuation soit douloureuse, servez-vous d'une serviette hygiénique pour supporter votre périnée avant lors de la poussée.

Les activités physiques comme la marche et la natation stimulent le transit intestinal. Favorisez ces activités durant la période postnatale pour prévenir la constipation (voir le chapitre 13 – Les activités sportives).

CHAPITRE 5

Les massages de la cicatrice du périnée

Ces massages sont suggérés aux femmes qui ont eu une épisiotomie ou une déchirure lors de l'accouchement et qui ressentent une douleur ou un malaise périnéal persistant. Ils sont fort utiles pour assouplir les cicatrices du périnée afin d'éviter des douleurs et des inconforts lors de la reprise des activités sexuelles. Trois semaines après votre sortie de l'hôpital, ou lorsque l'épisiotomie ou la déchirure est bien guérie, vous pouvez commencer à faire des massages du périnée. Pour maximiser l'effet du massage, précédez-le d'un bain chaud d'une vingtaine de minutes.

Exercice 5.1

LE MASSAGE CIRCULAIRE

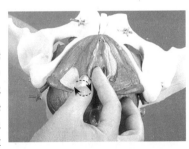

- En position semi-assise ou assise, genoux fléchis et écartés, prenez la cicatrice du périnée entre deux doigts, un à l'intérieur du vagin et l'autre à l'extérieur, puis faites des mouvements circulaires le long de la cicatrice de manière à l'assouplir.

- Vous pouvez utiliser une crème à base de vitamine E pour faciliter le massage.

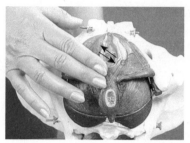

Exercice 5.2
LE MASSAGE TRANSVERSAL

- En adoptant la même position que pour le massage circulaire, placez deux doigts à plat sur la cicatrice, entre le vagin et l'anus.

- Massez la cicatrice en faisant des mouvements de la droite vers la gauche.

Exercice 5.3
LA TECHNIQUE D'ASSOUPLISSEMENT DES MUSCLES
DU PLANCHER PELVIEN ET DU PÉRINÉE

- En adoptant la même position que pour les massages, introduisez le pouce dans le vagin (environ à 3 ou 4 cm). Exercez une pression vers le bas pour étirer le périnée (c'est-à-dire les tissus superficiels) et les muscles du plancher pelvien.

- Étirez jusqu'à ce que vous sentiez que les tissus sont en tension sans pour autant ressentir une douleur ou une sensation de brûlure.

- Gardez les muscles du plancher pelvien relâchés. Maintenez cette position d'étirement pendant 30 à 45 secondes en pratiquant la respiration abdominale (1.1, page 124) et répétez de 3 à 6 fois.

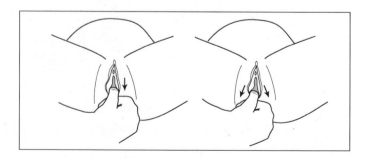

• Refaites le même étirement vers le bas et à gauche, puis vers le bas et à droite, toujours en évitant la douleur.

Faites chacun des massages et étirements pendant 2 à 3 minutes, 4 à 5 fois par semaine. Poursuivez pendant 2 semaines ou plus selon vos besoins.

Cela permet d'assouplir votre cicatrice et, ainsi, de réduire les douleurs et les malaises persistants. La reprise des relations sexuelles sera également facilitée de cette façon.

Chapitre 6

Les exercices de renforcement des muscles du plancher pelvien

Comme nous l'avons mentionné au chapitre 3 de la première partie de ce livre (voir page 45), les muscles du plancher pelvien sont constitués de trois épaisseurs musculaires qui forment la base du bassin en s'étendant comme un hamac entre le pubis et le coccyx.

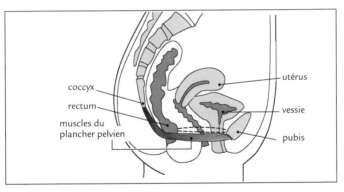

coccyx

rectum

muscles du
plancher pelvien

utérus

vessie

pubis

Ces muscles ont subi un étirement important pendant la grossesse et lors de l'accouchement. Ils ont peut-être même été déchirés ou sectionnés (épisiotomie). Dans tous les cas, il est impératif de les renforcer. Le plancher pelvien joue, en effet, un rôle de premier plan dans le contrôle de l'urine, des gaz et des selles. Il est aussi important dans le support des organes pelviens tels la vessie et l'utérus, en plus d'avoir une fonction non négligeable dans l'atteinte de l'orgasme féminin. Le renforcement des muscles du plancher pelvien durant la période postnatale prévient ou corrige donc les problèmes d'incontinence (urine, gaz et selles) et prévient les descentes d'organes en plus d'augmenter la satisfaction sexuelle chez la femme et son partenaire. Des études scientifiques récentes suggèrent que le fait de commencer à faire des exercices de renforcement des muscles du plancher pelvien peu de temps après l'accouchement pourrait réduire le risque futur d'incontinence urinaire, de gaz et de selles. Vous pouvez débuter ces exercices deux à trois semaines après l'accouchement ou lorsque le périnée n'est plus douloureux.

Exercice 6.1
LA CONTRACTION MAXIMALE

- En position couchée sur le dos, genoux fléchis, faites la respiration abdominale (1.1, page 123). À l'expiration, contractez les muscles du plancher pelvien maximalement, comme pour retenir l'urine et les gaz.

- Maintenez la contraction pendant 5 secondes en respirant normalement.

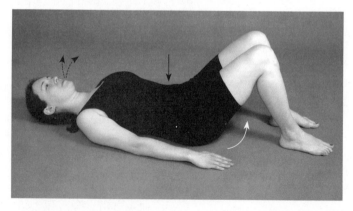

- Relâchez, autant que possible, tous les autres muscles, en particulier ceux des fesses et de l'intérieur des cuisses, qui pourraient compenser l'effort des muscles du plancher pelvien.

- **Faites 3 séries de 10 contractions maximales du plancher pelvien** en vous accordant 20 secondes de repos entre chaque contraction et 1 minute de repos entre chaque série.

- **Faites les séries 1 fois par jour, 5 jours par semaine.**

 Conseil

Afin d'être certaine de contracter les bons muscles lorsque vous faites l'exercice pour la première fois, placez un doigt dans le vagin. Si vous sentez que le doigt est aspiré vers l'intérieur du vagin, c'est que la contraction du plancher pelvien est efficace. Si le doigt est expulsé à l'extérieur du vagin lors de la contraction, c'est que vous poussez les muscles du plancher pelvien vers l'extérieur (comme pour aller à la selle) plutôt que de les contracter. **Attention ! Il est important de bien comprendre le mouvement avant de le répéter. Une poussée vers l'extérieur pourrait affaiblir encore plus les muscles du plancher pelvien. Si vous avez du mal à effectuer cette contraction, faites l'exercice 6.2.**

Exercice 6.2
LA VAGUE

- En position couchée sur le dos, genoux fléchis, faites la respiration abdominale (1.1, page 123). À l'expiration, serrez l'anus comme pour retenir un gaz.

- Tentez de serrer les muscles du plancher pelvien en partant de l'anus vers le vagin. Lorsque l'anus et le vagin sont serrés, maintenez la contraction pendant 5 secondes, en respirant normalement. Puis relâchez les muscles du plancher pelvien.

- Répétez à quelques reprises en vérifiant la direction de la contraction avec votre doigt.

- Lorsque cet exercice est bien maîtrisé, reprenez les contractions maximales du plancher pelvien (6.1, page 144).

Exercice 6.3
LE KNACK

- En position couchée sur le dos, genoux fléchis, faites la respiration abdominale (1.1, page 123). À l'expiration, contractez les muscles du plancher pelvien comme pour retenir l'urine et les gaz.

- En maintenant la contraction, toussez vigoureusement. Puis relâchez. Reposez-vous 2 secondes puis répétez la contraction du plancher pelvien, la toux et le repos 2 autres fois de suite.

- Prenez une pause de 30 secondes.

- Relâchez, autant que possible, tous les autres muscles, en particulier ceux des fesses et de l'intérieur des cuisses, qui pourraient compenser l'effort des muscles du plancher pelvien.

- **Faites 3 séries de 3 contractions maximales du plancher pelvien suivies d'une toux** en vous accordant 2 secondes de repos entre chaque contraction et 30 secondes de repos entre chaque série.

- **Faites les séries 1 fois par jour, 5 jours par semaine.**

Cet exercice est très important puisqu'il encourage la coordination de l'activité des muscles du plancher pelvien lors de la toux.

Exercice 6.4
L'ENDURANCE OU LA CONTRACTION « DOUCE-FORTE-DOUCE »

- Toujours dans la même position, couchée sur le dos, genoux fléchis, faites la respiration abdominale (1.1, page 123). À l'expiration, contractez légèrement les muscles du plancher pelvien comme pour retenir l'urine et les gaz.

- Maintenez la contraction 5 secondes en respirant normalement.

- Contractez ensuite maximalement les muscles du plancher pelvien pendant 5 secondes (sans relâcher la contraction de départ).

- Revenez à une contraction légère pendant 5 secondes.
- Finalement, relâchez complètement les muscles du plancher pelvien et prenez 30 secondes de repos.
- **Faites 3 séries de contractions « douces-fortes-douces ».**
- **Effectuez les séries 1 fois par jour, 5 jours par semaine.**

Cet exercice est très important puisqu'il vise à augmenter l'endurance des muscles du plancher pelvien.

 Conseil

Pour tonifier le plancher pelvien, les contractions doivent être effectuées avec effort et concentration. Les contractions pratiquées lors de l'allaitement ou en regardant la télévision sont donc moins efficaces. Après 3 semaines de pratique de la contraction maximale (6.1, page 144), du knack (6.3, page 146) et de l'endurance ou de la contraction « douce-forte-douce » (6.4, page 146) en position couchée sur le dos, faites-les en position assise, puis en position debout pendant 5 autres semaines. Augmentez le temps de contraction du premier et du dernier exercice à 10 secondes et doublez le temps de relaxation.

Exercice 6.5
LE VERROUILLAGE PÉRINÉAL

Le verrouillage périnéal, présenté au chapitre 3 (3.2, page 133), demeure important. Il consiste à serrer les muscles du plancher pelvien avant et pendant tout effort physique qui augmente la pression sur celui-ci, comme la toux, l'éternuement ou le geste de prendre un enfant dans ses bras. Prenez l'habitude de faire un verrouillage périnéal avant tout effort.

Exercice 6.6
LA GEISHA

- Lors des relations sexuelles, au moment de la pénétration, contractez les muscles du plancher pelvien en serrant le vagin.
- Maintenez la contraction pendant quelques secondes, puis relâchez en évitant de pousser.

- Faites l'exercice plusieurs fois de suite. Votre partenaire vous informera sur la progression du renforcement du plancher pelvien.

Exercice 6.7
LES CÔNES VAGINAUX

Les cônes vaginaux sont des poids (haltères) qui peuvent être utilisés pour renforcer les muscles du plancher pelvien. Depuis quelques années, ils sont disponibles chez le physiothérapeute, en pharmacie ou même sur ordonnance médicale. Cet exercice difficile n'est toutefois pas propice à toutes les femmes en période postnatale. Référez-vous à votre physiothérapeute ou à votre médecin pour savoir s'il est approprié pour vous avant de vous procurer les cônes requis.

 Conseil

Pendant les six à huit premières semaines suivant l'accouchement, évitez de sauter, de courir, de porter des charges lourdes et de rester debout longtemps, de façon à protéger le plancher pelvien pendant sa rééducation. De plus, pratiquez régulièrement la contraction maximale (6.1, page 144), le knack (6.3, page 146), l'endurance ou la contraction « douce-forte-douce » (6.4, page 146) de même que le verrouillage périnéal (6.5, page 147). Si vous avez des envies pressantes ou perdez encore de l'urine, des gaz ou des selles six semaines après l'accouchement ou si vous n'arrivez pas à serrer le plancher pelvien, consultez un ou une physiothérapeute ayant une formation en rééducation des muscles du plancher pelvien. Un programme d'exercices personnalisé pourra vous aider à corriger ce problème postnatal. Ne vous inquiétez pas, vous n'êtes pas seule ! Plus de 10 % des femmes qui accouchent ont ce genre de problème, qui est réversible, par ailleurs.

Attention ! Ne faites pas l'exercice du « stop pipi » chaque fois que vous allez aux toilettes. L'interruption fréquente de la miction peut augmenter les risques d'infection urinaire. De plus, les contractions des muscles du plancher pelvien lors de la miction pourraient dérégler le fonctionnement de la vessie, qui deviendrait alors instable et vous donnerait des envies pressantes.

La pollakiurie, la nocturie et les urgences mictionnelles

La fréquence urinaire pendant la journée et la nuit s'estompe progressivement après l'accouchement. Les urgences mictionnelles ou envies pressantes, quant à elles, peuvent persister à cause de l'affaiblissement des muscles du plancher pelvien. Toutefois, certains conseils et exercices peuvent aider à les contrôler :

- Essayez d'aller uriner seulement lorsque l'envie se présente. Éventuellement, vous remarquerez la différence entre une fausse envie d'uriner (urgence) et une vraie envie d'uriner (avec une vessie pleine) ;

- N'allez pas aux toilettes par mesure de précaution, par exemple, lorsque vous vous levez la nuit pour le boire du bébé, puisque cela pourrait réduire la capacité de votre vessie ;

- Prenez le temps de bien vider votre vessie afin que celle-ci soit complètement vidangée. Lorsqu'on est trop pressée, ou encore mal assise sur la toilette, il est possible que l'on n'arrive pas à la vider complètement ;

- Évitez de pousser pour vider votre vessie ;

- Buvez une quantité adéquate de liquide à chaque jour (entre 1,5 et 2 litres). Vous devriez boire suffisamment pour bien vous hydrater et éviter la constipation. Lorsque vous êtes bien hydratée, vos urines sont jaune pâle. Si vous ne buvez pas suffisamment, elles sont jaune foncé et très concentrées, irritant ainsi la vessie et rendant les envies plus pressantes ;

- Essayez d'éliminer ou de réduire les irritants de la vessie (thé, café, cola, chocolat, fruits et jus de fruits très acides, tomates et mets épicés) de votre alimentation pendant 1 ou 2 semaines et voyez l'effet que cela aura sur vos envies pressantes ;

- Lorsque vous ressentez une envie pressante d'uriner, effectuez les étapes suivantes pour la contrôler et la faire disparaître :
  - Arrêtez-vous ! Si possible, asseyez-vous. Le fait de vous asseoir sur un siège dur pourrait vous aider à retenir l'urine. Si vous ne pouvez pas vous asseoir, demeurez immobile. L'envie est plus facile à contrôler de cette façon que lorsqu'on court aux toilettes ;
  - Respirez profondément et détendez-vous ;
  - Contractez votre plancher pelvien rapidement et fortement, plusieurs fois (au moins 8 fois) ou tentez de maintenir une ferme contraction pendant 8 à 10 secondes ;
  - Pensez à autre chose (par exemple, à un prénom de garçon ou de fille débutant par chacune des lettres de l'alphabet). Le travail mental joue un grand rôle dans le contrôle de la vessie ;
  - Attendez que l'envie d'uriner passe ;
  - Lorsque l'envie est passée, rendez-vous aux toilettes sans vous presser s'il est temps pour vous d'y aller. Sinon, continuez vos activités.

CHAPITRE 7

Les exercices de renforcement des muscles abdominaux

Après la naissance de votre bébé, vous avez hâte de retrouver la taille que vous aviez avant votre grossesse. Mais attention, le renforcement de la musculature abdominale doit se faire de façon graduelle **pendant les six semaines suivant l'accouchement** et en respectant deux règles de base.

- **Première règle.** Pour maximiser le renforcement et affiner la taille, le travail des muscles abdominaux doit toujours se faire en partant du plus profond jusqu'au plus superficiel. Si cet ordre n'est pas respecté, le renforcement musculaire sera moins efficace puisque l'on n'obtiendra pas la stabilisation recherchée au niveau des régions du bas du dos et du bassin. Certains exercices abdominaux pourraient causer des inconforts et des douleurs lombaires, entraîner l'affaiblissement du plancher pelvien ou ne pas être aussi efficaces.

- **Deuxième règle.** Une contraction des muscles du plancher pelvien doit précéder tout exercice de renforcement abdominal et être maintenue pendant l'exercice. On évitera ainsi une augmentation de pression abdominale sur les viscères, qui affaiblirait davantage les muscles du plancher pelvien et pourrait entraîner des pertes d'urine, de gaz ou de selles.

Comme nous l'avons vu au chapitre 4 de la première partie de ce livre (voir page 59), les abdominaux comprennent quatre paires de muscles, servent de gaine et retiennent les viscères. Ils font également partie du système de soutien de la colonne vertébrale et permettent différents mouvements du tronc et des jambes.

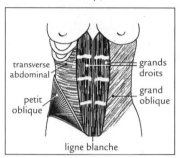

Les muscles abdominaux subissent un étirement qui s'accentue tout au long de la grossesse. Après l'accouchement, les exercices de renforcement (tonification) suivants vous permettront de retrouver progressivement votre taille. Ces exercices peuvent être faits dès le lendemain de l'accouchement et se poursuivre pendant les 6 semaines suivantes.

Première étape:
renforcer la base, le transverse de l'abdomen

Exercice 7.1
LA RENTRÉE DU NOMBRIL
En position couchée sur le dos (semaine 1)

- En position couchée sur le dos, faites la respiration abdominale (1.1, page 123). En expirant lentement, rentrez le nombril de façon à serrer doucement le ventre à la ceinture.

- Maintenez la position 5 secondes en respirant normalement. En plaçant une main sur le bas-ventre, près des hanches, vous sentirez les muscles profonds se durcir sous vos doigts.

- Évitez de basculer le bassin, ce qui entraînerait une compensation musculaire. **Faites 3 séries de 10 mouvements** (rentrée du nombril) de 5 secondes en vous accordant 10 secondes de repos entre chaque mouvement et 1 minute de repos entre chaque série.

- Augmentez la difficulté en tentant de maintenir la contraction du transverse (rentrée du nombril) jusqu'à 10 secondes en respirant normalement. **Faites les séries 1 fois par jour, 5 jours par semaine.**

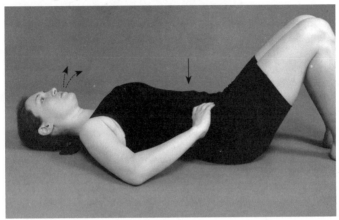

- Intégrez aussi cet exercice aux différentes activités de tous les jours (voir le chapitre 12 – Les conseils posturaux, page 187) afin de maximiser le renforcement du transverse de l'abdomen.

En position à quatre pattes (semaine 2)

Une fois que vous maîtrisez bien cet exercice, refaites-le, mais cette fois-ci en adoptant la position à quatre pattes.

- En expirant lentement, rentrez le nombril de façon à serrer doucement le ventre à la ceinture.
- **Faites 3 séries de 10 mouvements** (rentrée du nombril) de 10 secondes, prenez 10 secondes de repos entre chaque mouvement et 1 minute de repos entre chaque série.
- **Faites les séries 1 fois par jour, 5 jours par semaine.**
- Encore une fois, augmentez la difficulté en tentant de maintenir la contraction du transverse (rentrée du nombril) jusqu'à 20 secondes, en respirant normalement pendant la contraction.

• Ne courbez ni ne creusez le dos pendant l'exercice ; essayez autant que possible de garder le dos droit. Si vous n'êtes pas confortable dans la position à quatre pattes, prenez la position à genoux avec appui des avant-bras sur une chaise pour faire l'exercice (voir photo de la première partie du livre, page 63).

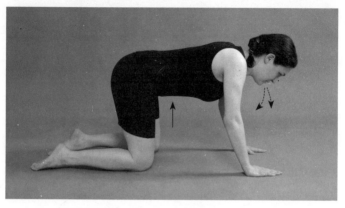

Avec deux ou trois points d'appui (semaine 3)

• Dans la position à quatre pattes, faites la respiration abdominale (1.1, page 123). En expirant lentement, rentrez le nombril de façon à serrer doucement le ventre à la ceinture et enlevez un appui au sol en levant un bras ou une jambe.

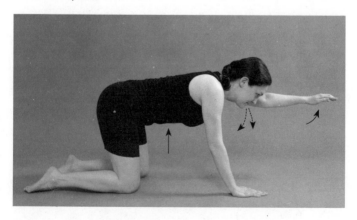

- Pour augmenter la difficulté, soulevez la jambe et le bras opposés au même moment. L'appui au sol sera ainsi diminué et le travail de stabilisation du transverse, augmenté.

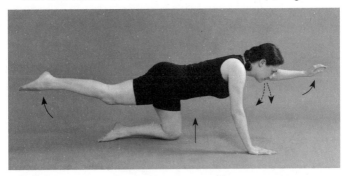

- **Faites 3 séries de 10 mouvements** (rentrée du nombril) de 10 secondes, prenez 10 secondes de repos entre chaque mouvement et 1 minute de repos entre chaque série.
- **Faites les séries 1 fois par jour, 5 jours par semaine.**

Deuxième étape : rapprocher les muscles grands droits en serrant les muscles profonds et intermédiaires

Exercice 7.2
LA BASCULE DU BASSIN ET L'ÉTIREMENT DU TRONC

En position couchée (semaine 4)

- En position couchée sur le dos, genoux fléchis, faites la respiration abdominale (1.1, page 123).
- En expirant lentement, rentrez le nombril de façon à serrer doucement le ventre à la ceinture.
- Puis, en abaissant les côtes, basculez le bassin de manière que le creux de votre dos soit bien à plat. Au même moment, étirez votre corps en imaginant qu'une ficelle tire votre tête vers le haut (menton rentré) et qu'une autre tire vos fesses (hanches) vers le bas.

- **Faites 3 séries de 10 mouvements** d'une durée de 5 secondes chacun en respirant normalement et en prenant 10 secondes de repos entre chaque mouvement et 1 minute de repos entre chaque série.
- **Faites les séries 1 fois par jour, 5 jours par semaine.**

Cet exercice fait travailler le transverse de l'abdomen, les petits et les grands obliques en rapprochant les muscles grands droits pour réduire la diastase (voir le chapitre 8 – La diastase des grands droits, page 159).

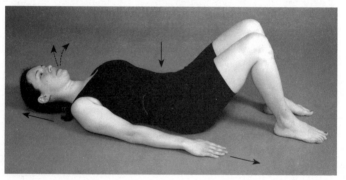

En position debout

Augmentez la difficulté en répétant l'exercice précédent, mais cette fois-ci en position debout.

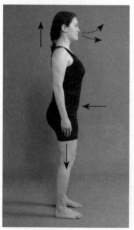

- **Faites 3 séries de 10 mouvements** de 5 secondes en prenant 10 secondes de repos entre chaque mouvement et 1 minute de repos entre chaque série.
- **Faites les séries 1 fois par jour, 5 jours par semaine.**

Cet exercice aide à replacer la colonne vertébrale et le bassin dans un bon alignement en utilisant le travail des abdominaux et des muscles du dos.

Troisième étape :
renforcer les muscles intermédiaires

Exercice 7.3

L'OPPOSITION BRAS-JAMBE (SEMAINE 5)

- En position couchée sur le dos, genoux fléchis et pieds à plat, faites la respiration abdominale (1.1, page 123). En expirant lentement, rentrez le nombril de façon à serrer doucement le ventre à la ceinture.
- Puis pliez la jambe droite jusqu'à ce que la cuisse touche votre abdomen.
- Placez ensuite le bras droit à l'intérieur de la jambe droite, en appuyant votre poignet contre le genou. En expirant lentement et en rentrant le nombril, repoussez la cuisse vers l'extérieur avec le bras. En même temps, résistez au mouvement en conservant la position de la jambe droite.
- Maintenez cette contraction pendant environ 5 secondes en respirant normalement. Répétez l'exercice avec l'autre jambe.
- **Faites 3 séries de 10 mouvements,** en vous accordant 10 secondes de repos entre chaque mouvement et 1 minute de repos entre chaque série.
- **Faites les séries 1 fois par jour, 5 jours par semaine.**

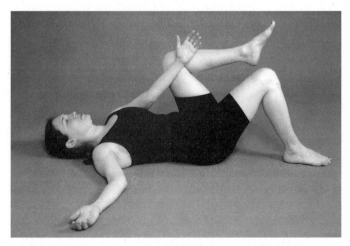

Cet exercice favorise le renforcement des muscles obliques de l'abdomen du côté opposé au mouvement en plus des muscles de l'intérieur de la cuisse et du bras.

Variante : Placez le bras gauche à l'extérieur de la jambe droite en appuyant votre poignet contre le genou. Contractez le plancher pelvien puis, en expirant et en rentrant le nombril, repoussez la cuisse vers l'extérieur avec le bras en résistant au mouvement et en maintenant la position de la jambe. Répétez l'exercice avec l'autre jambe. Cet exercice favorise également le renforcement des muscles obliques du côté du mouvement en plus des muscles de l'extérieur de la cuisse et du bras.

CHAPITRE 8

La diastase des grands droits

Comme nous l'avons vu au chapitre 5 de la première partie de ce livre (page 69), la diastase des grands droits est causée par une distension importante de l'abdomen. Cette séparation, qui n'est pas douloureuse, peut être minime ou atteindre 10 à 13 cm. Il est important de vérifier s'il y a une diastase après l'accouchement, car elle informe de la force des muscles profonds et intermédiaires. Si ces derniers sont encore faibles, ils ne peuvent pas garder le ventre plat lors de mouvements du tronc comme les redressements assis. Par conséquent, le ventre se gonflera pendant l'exercice et fera pression sur les grands droits, qui s'écarteront encore plus et laisseront paraître une hernie. Lorsqu'ils sont effectués trop hâtivement après l'accouchement, les redressements assis peuvent ainsi entretenir la faiblesse des muscles abdominaux et, par conséquent, un « petit ventre ».

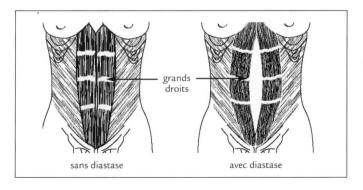

grands droits

sans diastase   avec diastase

On doit donc évaluer la diastase, puis la corriger afin de permettre aux quatre paires de muscles abdominaux d'effectuer leur travail de gaine abdominale et de soutien de la colonne, permettant, par la même occasion, la prévention de maux de dos.

Exercice 8.1
LA VÉRIFICATION DE LA DIASTASE DES GRANDS DROITS

- Six semaines après l'accouchement, en position couchée sur le dos, genoux fléchis, placez l'auriculaire dans le nombril, entre les deux muscles grands droits, et trois autres doigts en ligne droite vers le haut à partir du nombril. Effectuez la respiration abdominale (1.1, page 123).

- En expirant lentement, rentrez le nombril de façon à serrer doucement le ventre à la ceinture, puis contractez le plancher pelvien et soulevez la tête jusqu'à ce que vos omoplates ne touchent plus le sol.

- À la hauteur de l'index, tournez vos doigts de 90° et vérifiez combien de doigts peuvent s'insérer entre les deux muscles.

- Effectuez le même test en plaçant l'index dans le nombril, entre les deux muscles grands droits, et trois autres doigts en ligne droite vers le bas à partir du nombril.

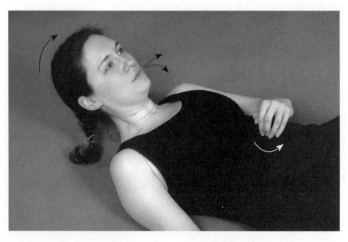

- À la hauteur de l'auriculaire, tournez vos doigts de 90° et vérifiez combien de doigts peuvent s'insérer entre les deux muscles.

- Si plus de trois doigts séparent les grands droits (en haut ou en bas du nombril), vous devez continuer à faire la rentrée du nombril en position couchée sur le dos (7.1, page 152), à quatre pattes (page 153) et avec deux ou trois points d'appui (page 154), de même que la bascule du bassin et l'étirement du tronc (7.2, page 155) puis l'opposition bras-jambe (7.3, page 157) pour faciliter leur rapprochement.

- S'il n'y a pas de diastase, passez au demi-redressement assis (voir le chapitre 9 – La progression des exercices de renforcement des muscles abdominaux sans diastase des grands droits, page 163).

CHAPITRE 9

La progression des exercices de renforcement des muscles abdominaux sans diastase des grands droits

À partir de la sixième semaine après l'accouchement, une fois que vous avez renforcé les muscles profonds et intermédiaires, il est temps de tonifier les muscles superficiels. **Attention! Vous devez avoir fait le renforcement des muscles du plancher pelvien avant de faire ces exercices.** De plus, assurez-vous que vous ne perdez plus votre urine et vos gaz. Le demi-redressement assis crée une pression sur le plancher pelvien affaibli, l'affaiblissant davantage. Il risque donc d'augmenter les problèmes de pertes d'urine, de gaz, de selles ou de descentes d'organes.

 Conseil

Serrez toujours les muscles du plancher pelvien avant et pendant un demi-redressement assis. Vous préviendrez ainsi le relâchement de cette région.

Exercice 9.1
LE DEMI-REDRESSEMENT ASSIS (SEMAINE 6)

- En position couchée sur le dos, genoux fléchis, faites la respiration abdominale (1.1, page 123).

- En expirant lentement, rentrez le nombril de façon à serrer doucement le ventre à la ceinture.

- Puis serrez les muscles du plancher pelvien et soulevez la tête (menton rentré et nuque allongée) et les épaules pour toucher vos genoux avec les mains. Inspirez.

- En expirant lentement par la bouche, revenez à la position de départ en allongeant la nuque.

- **Faites 3 séries de 10 mouvements** en prenant 10 secondes de repos entre chaque mouvement et 1 minute de repos entre chaque série.

- **Effectuez les séries 1 fois par jour, 5 jours par semaine.** Assurez-vous cependant que cet exercice ne vous cause pas de douleurs au dos.

- Pour augmenter la difficulté, maintenez la position pendant 2 ou 3 respirations, puis, à l'expiration, revenez à la position de départ.

Cet exercice agit spécialement sur les muscles superficiels grands droits de l'abdomen. Assurez-vous que les muscles profonds (rentrée du nombril) et intermédiaires sont bien contractés pour éviter que le ventre ressorte pendant le redressement assis.

Lorsque vous maîtrisez bien cet exercice, faites-le en croisant les mains derrière la nuque plutôt qu'en les amenant aux genoux lors du redressement assis.

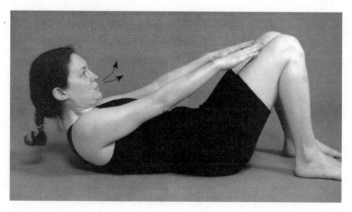

Exercice 9.2
LE DEMI-REDRESSEMENT ASSIS CROISÉ

- En position couchée sur le dos, genoux fléchis, faites la respiration abdominale (1.1, page 123).

- En expirant lentement, rentrez le nombril de façon à serrer doucement le ventre à la ceinture.

- Puis serrez les muscles du plancher pelvien et soulevez la tête (menton rentré) et les épaules pour rapprocher les mains vers le genou droit. Inspirez.

- En expirant lentement par la bouche, revenez à la position de départ en allongeant la nuque. Répétez avec le genou gauche.

- **Faites 3 séries de 10 mouvements** (5 mouvements vers le genou droit puis 5 mouvements vers le genou gauche) en prenant 10 secondes de repos entre chaque mouvement et 1 minute de repos entre chaque série.

- **Faites les séries 1 fois par jour, 5 jours par semaine.**

Cet exercice agit spécialement sur les muscles intermédiaires obliques de l'abdomen. Assurez-vous cependant qu'il ne crée pas de douleur au dos et que les muscles profonds (rentrée du nombril) sont bien contractés pour éviter que le ventre ne sorte pendant l'exercice.

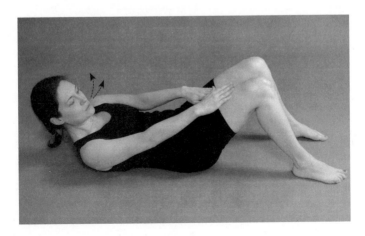

Pour augmenter la difficulté, maintenez la position pendant 2 ou 3 respirations, puis revenez à la position de départ. Lorsque vous maîtrisez bien cet exercice, faites-le en croisant les mains derrière la nuque plutôt que de les amener vers l'un ou l'autre des genoux.

Exercice 9.3
LE MOUVEMENT DES JAMBES SUR LE TRONC (SEMAINE 7)

- En position couchée sur le dos, genoux fléchis, faites la respiration abdominale (1.1, page 123).

- En expirant lentement, rentrez le nombril de façon à serrer doucement le ventre à la ceinture. Puis serrez les muscles du plancher pelvien et soulevez un pied du sol pour amener le genou jusqu'à votre poitrine. Inspirez.

- Expirez lentement et serrez le ventre en ramenant la jambe fléchie à la position de départ. Répétez le même exercice avec l'autre jambe.

- **Faites 3 séries de 10 mouvements** en prenant 10 secondes de repos entre chaque mouvement et 1 minute de repos entre chaque série.

- **Faites les séries 1 fois par jour, 5 jours par semaine.**

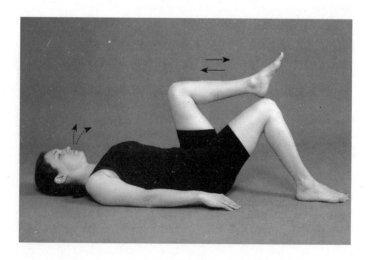

Attention ! Si vous resserrez bien les muscles profonds et intermédiaires de votre ventre, vous ne devriez pas sentir votre dos se creuser (s'arquer) durant l'exercice.

Augmentez la difficulté en effectuant l'exercice suivant (semaine 8).

- En position couchée sur le dos, genoux fléchis, faites la respiration abdominale (1.1, page 123).
- En expirant lentement, rentrez le nombril de façon à serrer doucement le ventre à la ceinture.
- Puis serrez les muscles du plancher pelvien et soulevez un pied du sol de façon à amener le genou jusqu'au-dessus de la hanche, cuisse à la verticale. Inspirez.
- De cette position, expirez lentement et amenez l'autre jambe au même niveau en serrant votre ventre.
- Inspirez, puis expirez en ramenant les jambes fléchies une à la fois à la position de départ.
- Répétez ensuite le même exercice en initiant le mouvement avec l'autre jambe.
- **Faites 3 séries de 10 mouvements** en laissant 10 secondes de repos entre chaque mouvement et 1 minute de repos entre chaque série.
- **Effectuez les séries 1 fois par jour, 5 jours par semaine.**

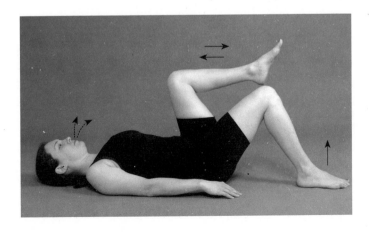

Lorsque vous maîtrisez l'exercice précédent, c'est-à-dire lorsque vous pouvez le faire 10 fois sans arquer le dos, passez à l'étape suivante (semaine 9).

- En position couchée sur le dos, genoux fléchis, faites la respiration abdominale (1.1, page 123).
- En expirant lentement, rentrez le nombril de façon à serrer doucement le ventre à la ceinture.
- Puis serrez les muscles du plancher pelvien et soulevez un pied du sol, en amenant la cuisse à la verticale. Inspirez.
- En conservant cette position, expirez lentement et amenez l'autre cuisse à la verticale en serrant votre ventre. Inspirez.
- Puis, en expirant lentement, allongez les deux jambes à tour de rôle dans un mouvement de pédalage, sans toucher le sol.
- Enfin, ramenez les jambes fléchies une à une à la position de départ.
- **Faites 3 séries de 10 mouvements** en prenant 10 secondes de repos entre chaque mouvement et 1 minute de repos entre chaque série. N'oubliez pas de garder le ventre resserré et le dos à plat en tout temps.
- **Effectuez les séries 1 fois par jour, 5 jours par semaine.**

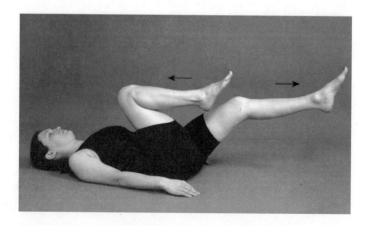

CHAPITRE 10

Les seins

Comme nous l'avons vu au chapitre 8 de la première partie de ce livre (page 107), les seins sont soutenus par les muscles de la poitrine (musculature pectorale), des épaules et du haut du dos. Ils subissent d'importantes modifications physiologiques, augmentant significativement de volume pendant la grossesse et après l'accouchement. Afin d'éviter que les muscles qui soutiennent les seins s'affaiblissent, ce qui est en partie responsable de l'affaissement des seins, et que l'augmentation du poids des seins entraîne des douleurs et des inconforts aux épaules et au haut du dos, portez un soutien-gorge de taille appropriée, tonifiez la musculature pectorale et du haut du dos dès que la montée laiteuse est passée, faites des exercices d'assouplissement pour le dos et adoptez une bonne posture.

Le maintien d'une bonne posture (le dos droit, c'est-à-dire avec le sternum au-dessus du pubis, et les épaules légèrement en arrière plutôt qu'enroulées vers l'avant, donc en ligne verticale avec les oreilles) et d'un autograndissement (voir photo page 189) apporte également un meilleur soutien à la poitrine après l'accouchement. Appliquez-vous à garder une bonne posture lorsque vous allaitez ou donnez le biberon, mais aussi en tout temps durant la journée. Pour vous en souvenir, utilisez un aide-mémoire. Par exemple, chaque fois que vous passez sous le cadre d'une porte, grandissez-vous et corrigez votre posture. Consultez le chapitre 12 sur les conseils posturaux pour plus de détails sur les positions d'allaitement (page 192). Chaque jour, effectuez les exercices de tonification et d'assouplissement. Poursuivez pendant au moins un mois.

Exercice 10.1
LA TONIFICATION DES MUSCLES DU HAUT DU DOS

- En position couchée sur le dos, placez la paume des mains sous la tête (voir photo de la première partie du livre, page 109) et faites la respiration abdominale (1.1, page 123).
- Puis, en expirant lentement, rapprochez les omoplates de la colonne vertébrale.
- Maintenez cette position pendant environ 10 secondes en respirant normalement, puis relâchez.
- Reposez-vous 20 secondes et répétez l'exercice 10 fois.
- **Faites 3 séries de 10 répétitions, 1 fois par jour, 5 jours par semaine.**

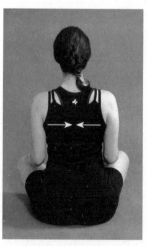

Lorsque vous maîtrisez bien cet exercice, effectuez-le en position assise sur une chaise ou en tailleur.

- Faites la respiration abdominale (1.1, page 124). Puis, en expirant lentement, baissez les épaules et rapprochez les omoplates de la colonne vertébrale.
- Maintenez cette position pendant environ 10 secondes, puis relâchez-la.
- Reposez-vous 20 secondes et répétez l'exercice 10 fois.
- **Faites 3 séries de 10 répétitions, 1 fois par jour, 5 jours par semaine.**

La tonification des muscles pectoraux

Exercice 10.2
LA PRESSION

- En position assise ou debout, les coudes fléchis à la hauteur des épaules, faites la respiration abdominale (1.1, page 124).

- Puis, en expirant lentement par la bouche, poussez les paumes des mains l'une contre l'autre jusqu'à l'apparition d'une contraction dans les muscles pectoraux, au-dessus des seins.

- Inspirez.

- **Effectuez 10 mouvements** en prenant 20 secondes de repos entre chacun d'entre eux.

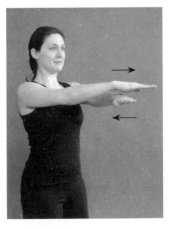

Exercice 10.3
LES CISEAUX

- Dans la même position, bras tendus à la hauteur des épaules, faites la respiration abdominale (1.1, page 124).

- Puis, en expirant lentement par la bouche, effectuez 6 mouvements de ciseaux devant la poitrine.

- Inspirez.

- **Effectuez 10 séries** en prenant 20 secondes de repos entre chacune d'entre elles.

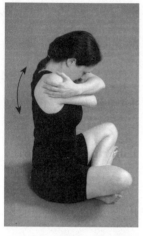

Exercice 10.4
L'ASSOUPLISSEMENT DES MUSCLES DU HAUT DU DOS

Pour soulager les douleurs persistantes du haut du dos reliées à l'augmentation du poids des seins, pratiquez l'exercice d'assouplissement suivant, que vous pouvez faire précéder d'un massage.

- En position assise, croisez les bras horizontalement devant vous et posez les mains sur vos épaules.

- Arrondissez légèrement le bas du dos en basculant votre bassin et en allongeant votre nuque.

- Ensuite, croisez les coudes à l'avant de façon à étirer la région entre les omoplates.

- Maintenez l'étirement pendant au moins 30 à 45 secondes en faisant la respiration abdominale (1.1, page 124).

- Évitez de lever les épaules vers les oreilles, car cela pourrait créer des douleurs au cou inutilement.

- Relâchez les muscles étirés, puis recommencez de 3 à 5 fois.

- **Faites 1 série 1 ou 2 fois par jour,** selon vos besoins.

Exercice 10.5
L'ASSOUPLISSEMENT DES MUSCLES PECTORAUX

Pour conserver la souplesse des muscles pectoraux et, ainsi, maintenir une bonne position des épaules malgré l'augmentation du poids des seins, pratiquez l'exercice d'assouplissement suivant.

- En position debout, les pieds légèrement écartés, faites la respiration abdominale de la première partie du livre (1.1, page 23).

- Expirez lentement par la bouche et joignez les mains en les croisant derrière le dos.

- Gardez le dos bien droit et montez les mains vers le haut jusqu'à sentir l'étirement des muscles pectoraux.

- Maintenez l'étirement pendant au moins 30 à 45 secondes en effectuant toujours la respiration abdominale.

- Relâchez les muscles étirés, puis recommencez de 3 à 5 fois.

- **Faites 1 série 1 ou 2 fois par jour,** selon vos besoins.

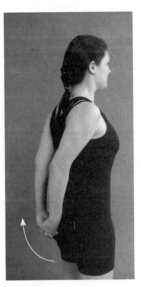

Chapitre 11

Le dos et le bassin

Pendant votre grossesse, l'augmentation de poids et de volume de votre corps a modifié votre posture, accentuant ainsi le creux du bas du dos (la lordose). Les muscles stabilisateurs de la colonne et du bassin (les transverses de l'abdomen et multifides du dos, de même que le plancher pelvien) se sont affaiblis et les muscles du bas du dos, des fesses et de l'intérieur des cuisses sont devenus plus tendus.

Depuis l'accouchement, vous devez faire de nouveaux mouvements répétés comme allaiter, porter le bébé dans vos bras, l'installer dans son lit ou son siège d'auto, soulever la poussette, etc. Ces nouvelles activités peuvent entraîner des tensions musculaires, des douleurs et même des blessures au dos ou au bassin. Des études montrent que les femmes qui ne font pas d'exercices pour le dos et le bassin pendant la grossesse et durant la période postnatale ont des risques plus élevés de voir les douleurs apparaître ou persister après l'accouchement. Afin de prévenir ces problèmes

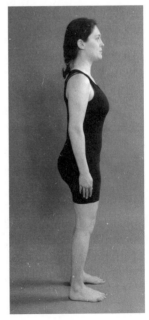

et pour retrouver une posture correcte, vous devez tonifier les muscles profonds stabilisateurs de la colonne et du bassin et assouplir les muscles du bas du dos, de l'intérieur des cuisses et des fesses.

Exercice 11.1
Le renforcement des muscles multifides du dos et du transverse de l'abdomen

- En position à quatre pattes, expirez lentement et pratiquez la rentrée du nombril de façon à serrer doucement le ventre à la ceinture (voir la section « Première étape : renforcer la base, le transverse de l'abdomen », page 152).
- Puis tentez de ressentir ce serrement jusqu'au dos comme si vous vouliez boucler une ceinture au milieu du bas du dos. Vous devriez sentir le gonflement de petits muscles de chaque côté de la colonne vertébrale : ce sont les multifides du dos qui se contractent.
- Ne courbez ni ne creusez le dos pendant l'exercice ; autant que possible, maintenez une position neutre.
- **Faites 3 séries de 10 mouvements** (rentrée du nombril et serrement jusqu'au dos comme pour boucler une ceinture au milieu du bas du dos) maintenus pendant 5 secondes en prenant 10 secondes de repos entre chaque mouvement et 1 minute de repos entre chaque série.
- **Faites les séries 1 fois par jour, 5 jours par semaine, pendant 3 à 4 semaines.**

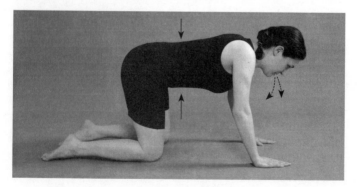

PROGRESSION

- Dans la position à quatre pattes, faites l'exercice précédent.

- Puis, en expirant lentement, enlevez deux appuis au sol en soulevant à la fois la jambe et le bras du côté opposé. L'appui global au sol sera ainsi diminué et le travail de stabilisation de la colonne sera augmenté.

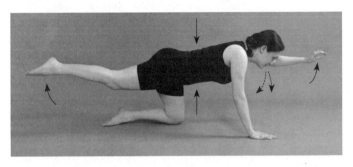

- **Faites 3 séries de 10 mouvements** maintenus pendant 5 secondes en prenant 10 secondes de repos entre chaque mouvement et 1 minute de repos entre chaque série en alternant l'appui au sol.

- **Faites les séries 1 fois par jour, 5 jours par semaine, pendant 3 à 4 semaines.**

- Ne courbez ni ne creusez le dos pendant l'exercice et essayez, autant que possible, de garder le dos dans une position normale.

- Pour augmenter la difficulté, maintenez la position 10 secondes en prenant 20 secondes de repos entre chaque mouvement et 1 minute de repos entre chaque série en alternant l'appui au sol.

Exercice 11.2
LE RENFORCEMENT DES MUSCLES STABILISATEURS DE LA COLONNE ET DU BASSIN : LE PONT

- En position couchée sur le dos, les genoux fléchis, faites la respiration abdominale (1.1, page 123).

- En expirant lentement, contractez les muscles stabilisateurs du dos et du bassin (le transverse de l'abdomen, les multifides du dos et le plancher pelvien) et soulevez légèrement le bassin et la région lombaire pour décoller les fesses du sol.
- Puis serrez un petit ballon entre les genoux.
- Gardez la position en vous aidant des muscles adducteurs (intérieur des fesses) et fessiers pendant 2 ou 3 respirations.
- Expirez et revenez doucement à la position de départ.
- **Faites 1 à 2 séries de 5 mouvements** de 5 secondes en prenant 10 secondes de repos entre chacun d'entre eux et 1 minute de repos entre chaque série.
- **Effectuez les séries 1 fois par jour, 5 jours par semaine, pendant 3 à 4 semaines** ou au besoin pour renforcer les muscles stabilisateurs du bassin et soulager les douleurs pubiennes et sacro-iliaques.

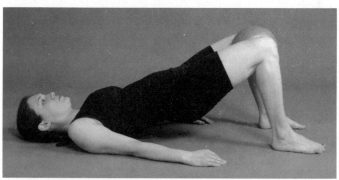

L'assouplissement des muscles du bas du dos

Exercice 11.3

LA BASCULE DU BASSIN AVEC ÉTIREMENT DES MUSCLES DU BAS DU DOS

- En position couchée sur le dos, les genoux fléchis, faites la respiration abdominale (1.1, page 123) et soulevez légèrement les fesses.

- Puis, en expirant lentement, prenez les hanches dans vos mains et basculez le bassin de façon à amener le coccyx vers le haut.
- Déposez ensuite le haut des fesses sur le sol, le plus loin possible des épaules. Le creux du dos devrait s'aplatir et vous devriez sentir un étirement dans la région du bas du dos.
- Maintenez cet étirement pendant 30 à 45 secondes en effectuant toujours la respiration abdominale (1.1, page 123).

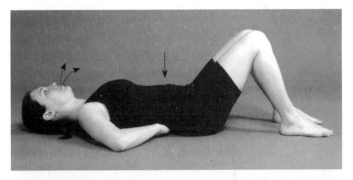

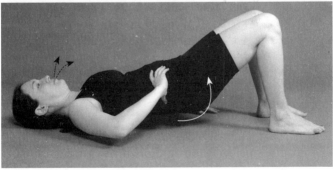

- Relâchez les muscles étirés sans chercher à retrouver la courbure initiale du dos, puis recommencez l'exercice de 3 à 5 fois. Il aide à assouplir les muscles du bas du dos et est préalable à la reprise d'une bonne posture après l'accouchement.

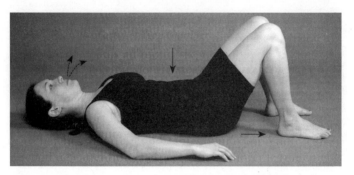

Exercice 11.4

La bascule du bassin et la flexion des hanches (étirement des muscles du bas du dos et des fesses)

- En position couchée sur le dos, les genoux fléchis, reprenez l'exercice précédent.

- Lorsque le creux du dos est à plat, expirez en rentrant le nombril et amenez un genou jusqu'à votre abdomen à l'aide de vos mains. Vous devriez alors sentir un étirement dans la région du bas du dos et des fesses.

- Maintenez l'étirement pendant 30 à 45 secondes en effectuant la respiration abdominale (1.1, page 123).

- Expirez et revenez à la position de départ, puis répétez avec l'autre jambe.

- Recommencez l'exercice de 3 à 5 fois, avec chaque jambe. Il est particulièrement efficace pour assouplir et soulager les douleurs du bas du dos et du haut des fesses.

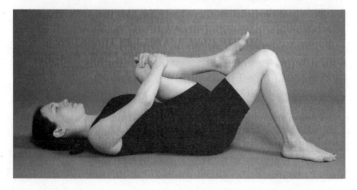

Exercice 11.5
LE DOS ROND (ÉTIREMENT DES MUSCLES DU BAS ET DU HAUT DU DOS)

- Prenez la position à quatre pattes, puis amenez les fesses au-dessus des talons et les mains le plus loin possible en avant.

- Faites la respiration abdominale tout au long de l'exercice, en expirant lentement et en serrant le ventre à chaque mouvement (1.1, page 123).

- En vous relevant vers la position à quatre pattes, commencez par faire basculer le bassin en imaginant ramener le coccyx entre les jambes. Puis arrondissez le bas et le milieu du dos.

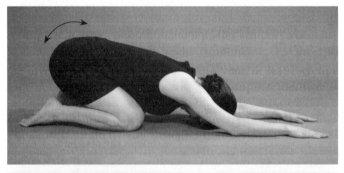

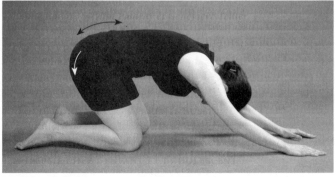

• Enfin, arrondissez les épaules, appuyez-vous sur le bout des doigts et laissez tomber la tête de façon à arrondir le haut du dos.

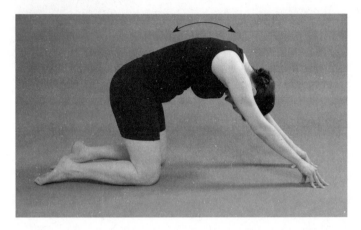

• Maintenez l'étirement pendant au moins 30 à 45 secondes ou jusqu'à ce que la sensation d'étirement soit passée, en effectuant toujours la respiration abdominale.

• Relâchez les muscles étirés, sans chercher à retrouver la courbure initiale du dos, et recommencez l'exercice de 3 à 5 fois. Il est très complet puisqu'il assouplit toute la musculature de la colonne vertébrale, ce qui soulage les douleurs autant au haut qu'au bas du dos.

Faites une des trois séries d'exercices décrits précédemment (11.3, 11.4, 11.5), en alternance, 1 fois par jour, 5 jours par semaine, pendant 1 mois. Par la suite, effectuez au besoin l'exercice qui soulage le plus vos inconforts ou vos douleurs lombaires.

Exercice 11.6
L'ASSOUPLISSEMENT DES MUSCLES DU HAUT DU DOS

Pour soulager les douleurs persistantes du haut du dos reliées à l'augmentation du poids des seins, faites l'exercice d'assouplissement suivant, que vous pouvez faire précéder d'un massage.

- En position assise, croisez les bras horizontalement devant vous et posez les mains sur vos épaules.

- Arrondissez légèrement le bas du dos en basculant votre bassin et en allongeant votre nuque. Ensuite, rapprochez les coudes à l'avant de façon à étirer la région entre les omoplates.

- Évitez de lever les épaules vers les oreilles, car cela pourrait créer des douleurs au cou inutilement.

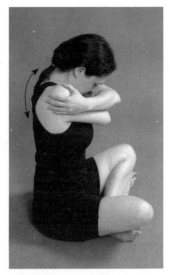

- Maintenez l'étirement pendant au moins 30 à 45 secondes en faisant la respiration abdominale (1.1, page 124).

- Relâchez les muscles étirés, puis recommencez de 3 à 5 fois.

- **Effectuez 1 série 1 ou 2 fois par jour,** selon vos besoins.

Exercice 11.7
L'ASSOUPLISSEMENT DES ADDUCTEURS DE LA CUISSE

Cet exercice soulage les tensions et les douleurs à l'aine. Effectuez-le au besoin.

En position couchée

- Dans la position couchée sur le dos, genoux fléchis, faites la respiration abdominale (1.1, page 123) puis, en serrant les abdominaux de façon à garder le dos collé au sol (bascule du bassin), ouvrez progressivement les genoux en gardant les pieds joints jusqu'à avoir une sensation d'étirement.

- Maintenez cette position d'étirement 30 à 45 secondes, 3 à 5 fois par jour, en respirant normalement.

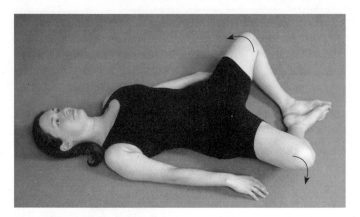

- Gardez le dos à plat pendant l'exercice.

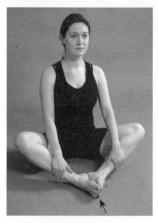

En position assise

- Dans la position assise, jambes ouvertes, la plante du pied droit contre celle du pied gauche, ramenez lentement les talons vers vous.

- Maintenez cette position d'étirement de 3 à 5 minutes chaque jour, en vous grandissant de façon à garder une bonne posture.

Plus vous pratiquerez cet exercice, plus vos genoux se rapprocheront du sol, car le muscle de l'intérieur de la cuisse s'assouplira.

Cet exercice soulage les tensions et les douleurs à l'aine. Effectuez-le au besoin.

Exercice 11.8
L'ÉTIREMENT GLOBAL DES MUSCLES FESSIERS

- En position couchée sur le dos, jambes allongées, faites la respiration abdominale (1.1, page 123).

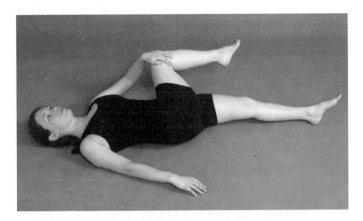

- Puis, en expirant lentement, fléchissez le genou du côté douloureux et croisez-le par-dessus l'autre jambe allongée.
- Ramenez le genou sur l'abdomen, vers l'épaule opposée. Vous devriez alors sentir un étirement dans la région de la fesse.
- Maintenez l'étirement pendant 30 à 45 secondes au moins ou jusqu'à ce que la sensation d'étirement soit passée, en respirant normalement.
- Revenez à la position de départ.
- Recommencez de 3 à 5 fois.
- **Faites 1 série 1 ou 2 fois par jour,** selon vos besoins.

Cet exercice aide à soulager les douleurs et tensions dans la fesse.

Conseil

Voici quelques conseils pour soulager davantage les douleurs et les tensions musculaires du dos (haut et bas) ou du bassin durant la période postnatale.

La chaleur

L'application de chaleur, à l'aide d'une bouillotte, d'un sac de céréales chauffé (Sac Magique®) ou en prenant un bain chaud, aide à réduire les tensions musculaires au dos et au bassin. On recommande l'application d'une chaleur agréable (sans sensation de brûlure) dans une bonne position de repos (voir le chapitre 12 – Les conseils posturaux, page 187) pendant une période de 20 minutes.

Le massage

Le massage du bas du dos est très relaxant et soulage les tensions musculaires accumulées. Il n'est pas nécessaire de connaître une technique de massage spécifique. Utilisez des mouvements circulaires de pianotage ou de pétrissage, précédés d'une application de chaleur. Choisissez la technique qui soulage le plus les tensions musculaires et répétez-la.

Si la douleur persiste malgré les conseils et les exercices suggérés, parlez-en à votre médecin et consultez votre physiothérapeute afin de soulager vos douleurs, d'évaluer et de traiter votre dos et votre bassin et de vous permettre d'effectuer les mouvements plus confortablement. Tous ces problèmes sont fréquents en période postnatale et peuvent être apaisés rapidement.

CHAPITRE 12

Les conseils posturaux

Les changements posturaux survenus pendant votre gros-sesse doivent être corrigés pendant la période postnatale afin d'éviter des inconforts. Pour prendre une bonne posture, vous devez être attentive en tout temps à votre façon de vous tenir. Pendant les activités de la journée, que vous soyez debout, assise en train d'allaiter ou couchée, en train de marcher ou de soulever votre bébé, arrêtez-vous quelques instants, redressez-vous, contractez les muscles stabilisateurs de la colonne et du bassin (le transverse de l'abdomen, les multifides du dos et le plancher pelvien), tout en faisant la respiration abdominale (1.1, page 123). Voici une série de bonnes positions à adopter pendant la journée.

Les positions de repos

En position couchée

- En position couchée sur le dos, placez un petit oreiller sous la nuque.

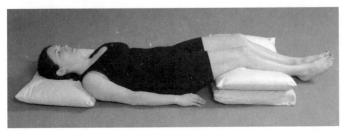

- Soulevez légèrement les hanches et fléchissez les genoux pour y introduire un ou deux autres oreillers.
- En diminuant le creux lombaire, vous réduisez les tensions du bas du dos. Éventuellement, quand celles-ci se seront atténuées et que la courbure du dos ne sera plus exagérée, l'oreiller sous les genoux ne sera plus nécessaire.
- En position couchée sur le côté, placez un petit oreiller sous votre tête.
- Soulevez légèrement les hanches et fléchissez les genoux afin d'insérer un oreiller entre vos jambes pour garder le bassin en position neutre et réduire les tensions lombaires.

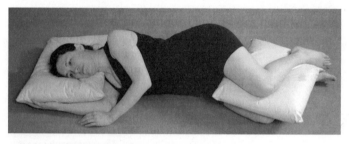

En position assise

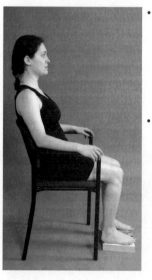

- En position assise, prenez un large appui sur votre périnée, appuyez tout votre dos sur le dossier de la chaise (si nécessaire, ajoutez un oreiller) et dégagez légèrement vos fesses vers l'avant.
- Vos genoux doivent être un peu plus élevés ou à la même hauteur que vos hanches. Vos pieds doivent toucher le sol ou y être en appui (à l'aide d'un petit tabouret ou d'un annuaire téléphonique, par exemple). De préférence, vos bras doivent reposer sur des appuie-bras.

En position debout

Lorsque vous devez rester debout pour de longues périodes, en faisant la queue à la banque ou à l'épicerie par exemple, adoptez une bonne posture en répartissant également votre poids sur vos deux jambes (placées à la largeur des épaules), les genoux légèrement fléchis.

- Grandissez-vous, ramenez votre sternum au-dessus de votre pubis et placez vos épaules vers l'arrière (sous les oreilles) en gardant la tête droite et le menton à l'horizontale.

- Puis effectuez les exercices circulatoires en position debout de la première partie du livre (voir page 41). Lorsque vous pouvez le faire, appuyez un pied sur un tabouret ; cela entraînera une bascule du bassin et soulagera vos douleurs au dos.

- Alternez la position avec l'autre pied.

- Évitez de mettre tout le poids sur une seule hanche, car vous imposez ainsi beaucoup de tension sur les ligaments du bassin.

Soulever un objet

- Si vous devez vous pencher pour prendre le siège de bébé, par exemple, pliez les genoux et tirez les fesses vers l'arrière en gardant le dos droit.

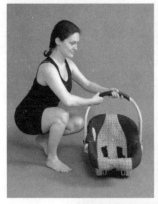
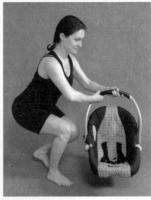

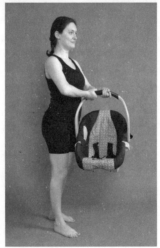

- Serrez les muscles du plancher pelvien, contractez le transverse de l'abdomen et les multifides du dos et, en expirant lentement, prenez le siège près de vous.
- Évitez de vous pencher en avant et d'utiliser les muscles du bas du dos pour soulever l'objet loin du corps.

Marcher avec la poussette

Lorsque vous utilisez la poussette, ne vous penchez pas vers l'avant, mais prenez plutôt une position bien droite, nombril rentré, en basculant le bassin avec étirement du tronc (7.2, page 155).

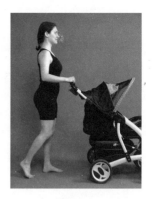

Le changement de couche

Lorsque vous changez la couche de votre bébé (jusqu'à 10 fois par jour...), il est important de prendre une bonne posture.

- Si vous êtes debout, choisissez une surface qui ne nécessite pas que vous vous penchiez beaucoup vers l'avant.

- Prenez une position bien droite, nombril rentré, en basculant le bassin avec étirement du tronc. Restez près de votre bébé.

- Si vous êtes assise par terre pour changer sa couche, fléchissez un genou pour ne pas surcharger les muscles du dos.

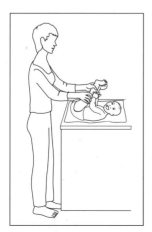

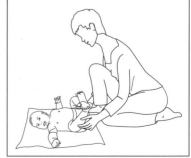

L'allaitement maternel et le biberon

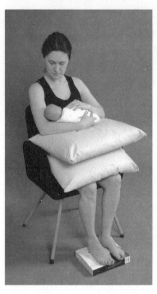

- Lorsque vous donnez le sein ou le biberon à votre bébé, adoptez une bonne position assise (page 188) en prenant un large appui sur votre périnée et en ayant le dos bien appuyé et les épaules relâchées.
- Placez les pieds en appui, à plat, les genoux pliés à angle droit ou un peu plus, et les jambes parallèles l'une par rapport à l'autre.
- Sous le coude qui supporte la tête du bébé pendant l'allaitement, placez un oreiller pour supporter votre bras.

En position couchée sur le côté, fléchissez les jambes sur l'abdomen et glissez un oreiller entre les jambes. Arrondissez le bas du dos et alignez la tête par rapport au tronc en la supportant par un nombre suffisant d'oreillers.

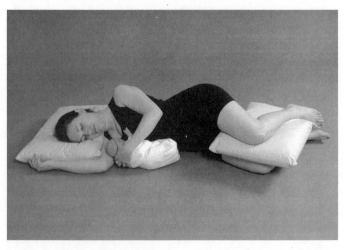

Le porte-bébé kangourou, en bandoulière ou d'un autre type

- Si vous utilisez un porte-bébé, ajustez-le de manière que la tête du bébé soit près de votre menton.
- Prenez une posture bien droite, sans arrondir le haut du dos ou augmenter le creux du bas du dos (voir la position de repos debout, page 189).

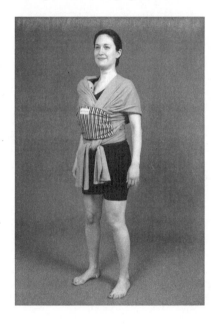

Conseil

Pour garantir la sécurité du bébé[1]

- Assurez-vous que sa tête est bien soutenue et que son visage, à l'extérieur du porte-bébé, n'est pas écrasé contre le corps du porteur ou des vêtements mal placés.

- Par temps froid, ne remontez pas la fermeture Éclair du manteau autour du bébé pour le garder au chaud, car cela pourrait augmenter le risque de suffocation et de surchauffement.

- Vérifiez que le menton du bébé n'est pas appuyé sur sa poitrine.

- Assurez-vous que les jambes du bébé ne sont pas pressées sur son ventre, risquant ainsi d'entraver sa circulation sanguine.

- Examinez souvent le bébé. En tout temps, son visage doit être visible, et sa tête, à l'extérieur, pour qu'il soit bien oxygéné.

- Tenez le bébé lorsque vous vous penchez pour éviter qu'il tombe du porte-bébé.

- N'utilisez pas le porte-bébé lors d'activités associées à un risque de blessure pour le bébé comme cuisiner, faire du vélo ou prendre une boisson chaude.

- Faites attention en mettant ou en retirant le bébé du porte-bébé. Faites-vous aider, au besoin.

- Si vous êtes interrompue pendant que vous installez ou retirez le bébé du porte-bébé, assurez-vous de ne pas le laisser seul dans le porte-bébé sans surveillance.

- Vérifiez si les coutures, les sangles et les attaches du porte-bébé sont en bon état.

- Pour ce qui est du temps d'utilisation, nous vous suggérons de bien suivre les instructions du fabricant. Si ces informations sont absentes, renseignez-vous auprès de votre pédiatre pour connaître son opinion à ce sujet. Cet outil, pratique pour transporter le bébé, n'est pas conçu pour être utilisé toute la journée.

---

1. Source : Santé Canada

CHAPITRE 13

Les activités sportives

Après votre accouchement, le retour aux activités sportives doit se faire de façon progressive. Dès votre retour à la maison, commencez le programme d'exercices postnatals. Le renforcement des muscles du plancher pelvien, des abdominaux et du dos est nécessaire à la pratique de toute activité sportive afin d'éviter les blessures. Une à deux semaines après votre retour à la maison, commencez d'abord par faire de la marche. Parcourez de courtes distances au début, en étant attentive à adopter une bonne posture. La marche devient alors un exercice complet puisque les muscles de l'abdomen, du dos, du plancher pelvien et des jambes sont sollicités. Parcourez ensuite des distances de plus en plus longues et augmentez graduellement la cadence selon votre rythme et sans vous causer de fatigue excessive ou de douleurs vives.

Les cours offrant des exercices postnatals (traditionnels, en piscine, de yoga ou de pilates), que l'on peut habituellement débuter deux à trois mois après l'accouchement, sont fortement recommandés à celles qui ont besoin d'encouragement pour suivre un programme d'exercices postnatals de façon régulière. Pour les solitaires, nous suggérons vivement la pratique de la natation, un mois après l'accouchement. Il s'agit d'une activité complète qui vous aidera à retrouver votre taille. Pratiquez les nages sur le ventre (le crawl ou la brasse) et sur le côté (à la marinière) plutôt que les nages sur le dos et le papillon, qui accentuent la courbure du bas du dos et qui peuvent vous causer des douleurs lombaires.

Le cardio-poussette, la danse, la course à pied et tous les sports de sauts sont des activités qui demandent plus de force, d'endurance et de coordination du plancher pelvien, des abdominaux et des muscles du dos. Nous suggérons de faire préalablement le programme d'exercices postnatals complet de ce livre et d'attendre trois à quatre mois après l'accouchement avant de reprendre ces activités. Notez que les opinions des professionnels de la santé varient à ce sujet. Certains peuvent suggérer la reprise des activités de sauts plus rapidement. Quoi qu'il en soit, ce qui compte, c'est que la reprise des activités sportives soit progressive et que vous teniez compte de vos capacités physiques dans cette progression. Rien ne sert de commencer trop tôt et de se blesser. Finalement, sachez que l'exercice cardiovasculaire modéré pendant la lactation n'affectera pas la quantité ou la composition du lait ni la croissance de l'enfant. Alors, bougez après bébé !

CHAPITRE 14

Après un accouchement par césarienne : conseils et exercices

La césarienne étant une intervention chirurgicale, la période qui suit immédiatement la naissance du bébé en est aussi une de convalescence. Cette section comporte des exercices et des conseils spécifiques à l'accouchement par césarienne. Prenez le temps de la lire si elle vous concerne. Puis consultez le tableau de la page 218, qui vous donnera une programmation plus complète d'exercices à faire durant la période postnatale.

La respiration

Les exercices respiratoires sont très importants après un accouchement par césarienne, car ils permettent d'améliorer l'oxygénation et favorisent la relaxation et la guérison des tissus. De plus, comme nous l'avons vu précédemment, ils sont à la base de tous les exercices du programme postnatal. Commencez à les faire le jour même de l'accouchement par césarienne, parce qu'ils pourraient aider à prévenir des complications respiratoires telles les atélectasie (affaissement des alvéoles pulmonaires) de même que l'augmentation de la température.

Exercice 14.1
LA RESPIRATION ABDOMINALE

- En position couchée sur le dos, genoux fléchis, ou en position assise, expirez par la bouche de façon à serrer doucement le ventre en ceinture pour chasser l'air lentement.

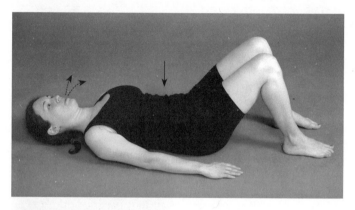

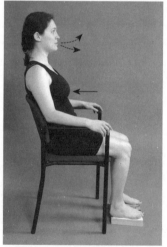

- Ne forcez pas l'expiration, vous n'avez pas à vider vos poumons rapidement. Expirez lentement, juste assez longtemps pour sentir le travail des muscles du ventre (resserrement du bas-ventre).

- Puis relâchez le ventre, sentez et encouragez l'expansion des côtes sur les côtés. L'inspiration se fera toute seule.

- **Faites l'exercice 10 fois toutes les 2 ou 3 heures.**

Note: Ne craignez pas de briser ou de tirer les points de suture ou les agrafes lorsque vous rentrez le nombril en expirant, puisque les tissus se rapprochent les uns des autres lors de cet exercice.

Exercice 14.2

LE « HUFFING » OU COMMENT DÉGAGER LES SÉCRÉTIONS
PULMONAIRES APRÈS UNE CÉSARIENNE

- En position assise ou en position couchée sur le dos, en supportant l'abdomen avec les mains ou un petit oreiller, expirez avec force par la bouche comme pour faire de la buée dans un miroir.
- **Faites l'exercice 3 à 4 fois** lorsque vous sentez le besoin de tousser.

Cet exercice aide à déplacer les sécrétions pulmonaires et à les dégager plus facilement et moins douloureusement qu'en toussant. Si, toutefois, vous devez tousser pour éliminer des sécrétions, soutenez votre abdomen avec les mains ou un petit oreiller juste au-dessus du pubis, de manière à limiter le mouvement de l'abdomen vers l'extérieur et à réduire la douleur au niveau du bas-ventre.

Le contrôle de la douleur abdominale lors des mouvements

Les deux ou trois premiers jours après l'accouchement, la région abdominale peut être sensible et douloureuse. Cette douleur augmente lorsque les muscles abdominaux sont sollicités ou lorsque, sous l'effet de la toux ou du rire par exemple, l'abdomen est poussé vers l'extérieur, tirant ainsi sur la cicatrice. Pour réduire la douleur lorsque vous changez de position dans votre lit ou lorsque vous vous déplacez, observez les quelques consignes suivantes.

- Au début, demandez de l'aide pour vous lever et vous coucher.
- Soutenez toujours votre abdomen avec les mains ou un petit oreiller juste au-dessus du pubis lors des changements de position.
- Resserrez les muscles stabilisateurs avant et pendant les changements de position (voir 14.1, page 198).
- Graduellement, vous prendrez de l'assurance et n'aurez plus besoin d'aide pour vous déplacer.

Les positions à adopter

Pour sortir du lit

- En position couchée sur le dos, jambes allongées (entre lesquelles vous pouvez glisser un oreiller), faites la respiration abdominale (14.1, page 198).

- En expirant lentement, serrez les muscles stabilisateurs de la colonne et du bassin (transverse de l'abdomen, multifides du dos et muscles du plancher pelvien) et pliez légèrement un genou, pied à plat.

- Puis laissez glisser le pied sur le drap jusqu'à ce que le genou soit complètement plié. Inspirez. En expirant, répétez avec l'autre jambe en vous stabilisant de nouveau.

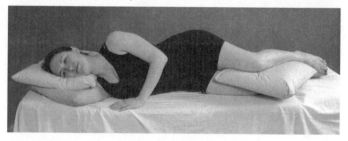

- Roulez ensuite tout votre corps, en un seul mouvement, sur le côté du lit où vous voulez descendre, en commençant le mouvement par les épaules et en expirant lentement.

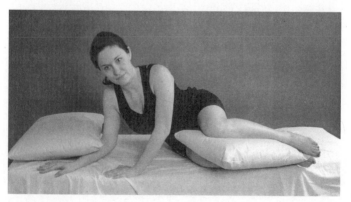

- Une fois sur le côté, tirez vos genoux vers votre abdomen à l'aide de vos bras et placez vos pieds au bord du lit.
- Puis asseyez-vous en vous aidant avec l'épaule et les bras, tout en laissant vos pieds glisser en dehors du lit.
- Pour réduire la douleur, expirez lentement et serrez les muscles stabilisateurs de la colonne et du bassin lors de chaque mouvement.

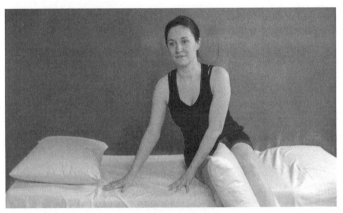

- Si vos pieds ne touchent pas le sol, utilisez un tabouret pour prendre appui.
- Penchez-vous vers l'avant, le dos droit, puis tendez les jambes et redressez le dos lentement.

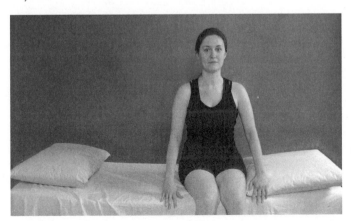

Pour vous coucher

- En position debout, dos au lit, faites la respiration abdominale (14.1, page 198). En expirant lentement, serrez les muscles stabilisateurs de la colonne et du bassin (transverse de l'abdomen, multifides du dos et muscles du plancher pelvien), puis pliez les genoux en vous penchant vers l'avant, le dos droit.

- Posez les mains sur le lit et utilisez la force de vos bras pour vous y asseoir, en expirant lentement.

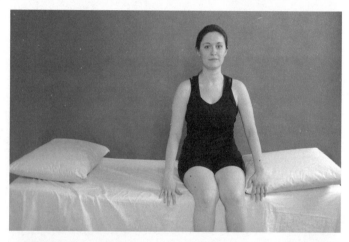

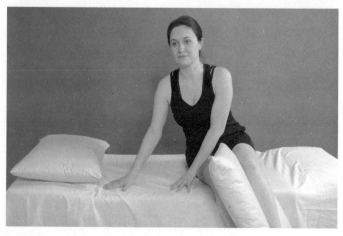

- Toujours en expirant lentement et en serrant les muscles stabilisateurs de la colonne et du bassin, glissez les pieds sur le bord du lit de façon à plier les genoux.
- En utilisant vos bras, laissez-vous descendre lentement sur le côté et ramenez vos jambes pliées sur le lit.

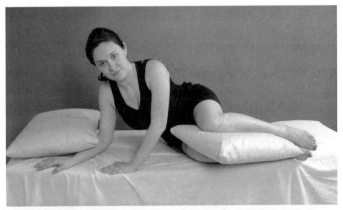

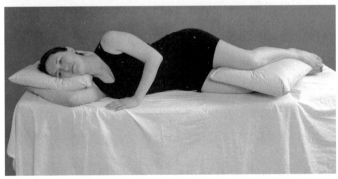

- Tournez-vous sur le dos, en un seul mouvement, en commençant par les épaules et en expirant.
- Dépliez lentement les genoux en laissant les pieds glisser un après l'autre sur le matelas. Vous avez réussi !

Pour vous asseoir

* En position debout, l'arrière des jambes près du siège du fauteuil (ou y touchant), faites la respiration abdominale (14.1, page 198). En expirant lentement, serrez les muscles stabilisateurs de la colonne et du bassin (transverse de l'abdomen, multifides du dos et muscles du plancher pelvien). Puis pliez les genoux en vous penchant en avant, le dos droit.

* Posez les mains sur les appuie-bras et utilisez la force de vos bras pour vous asseoir au fond du fauteuil, en expirant.

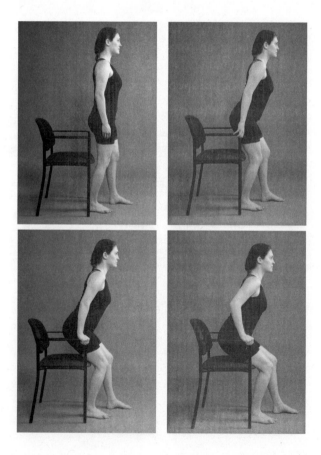

Pour vous relever du fauteuil

- Faites la respiration abdominale (14.1, page 198).
- En expirant lentement, serrez les muscles **stabilisateurs** de la colonne et du bassin (transverse de l'abdomen, multifides du dos et muscles du plancher pelvien).
- Prenez appui sur les appuie-bras et, en expirant, penchez-vous vers l'avant, dos droit.
- Puis levez-vous en vous aidant de vos bras.
- Dépliez vos genoux et redressez-vous lentement.

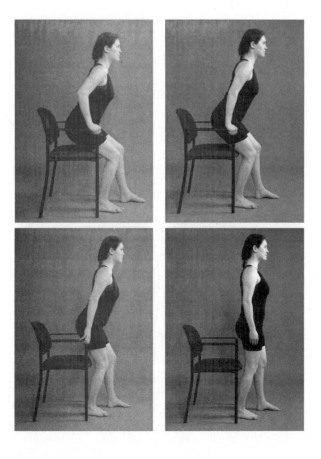

Les exercices circulatoires

Pendant les trois jours qui suivront votre accouchement par césarienne, vous passerez beaucoup de temps au lit. Afin de stimuler votre circulation sanguine, de réduire l'enflure de vos pieds et de vos mains, s'il y a lieu, et de maintenir la force musculaire de vos jambes, nous vous proposons trois exercices que vous pouvez commencer à effectuer dès le lendemain de votre accouchement et continuer à faire au besoin à la maison.

Exercice 14.3
La mobilisation des chevilles

- En position couchée sur le dos, les jambes légèrement plus hautes que le cœur (en élevant le pied du lit ou en ajoutant quelques oreillers sous vos genoux et vos mollets), faites de petits cercles avec les chevilles en bougeant les orteils.

- **Effectuez l'exercice pendant 1 à 2 minutes toutes les 2 ou 3 heures.** Il active la circulation sanguine et aide à résorber l'enflure des jambes.

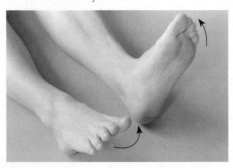

Exercice 14.4
La mobilisation des poignets

- Si l'enflure se situe au niveau des bras et des mains, placez-vous de manière qu'ils soient plus élevés que le cœur et faites de petits cercles avec les poignets en bougeant les doigts ou en fermant et en ouvrant les mains.

- **Effectuez l'exercice pendant 1 à 2 minutes toutes les 2 ou 3 heures.** Il aide à résorber l'enflure des poignets et des mains.

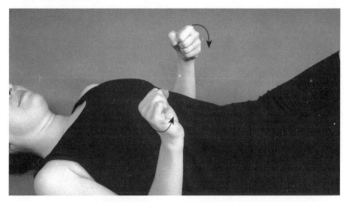

 Conseil

Massez vous-même ou, encore mieux, demandez à quelqu'un de masser vos pieds et vos jambes ou vos mains et vos avant-bras. Pour réduire l'œdème et activer la circulation sanguine, les massages doivent se faire à partir des extrémités vers le cœur. Par exemple, pour un œdème du pied, massez d'abord le pied, puis la cheville et le mollet.

Exercice 14.5
LE MOUVEMENT LÉGER DES JAMBES

- En position couchée sur le dos, jambes allongées, faites la respiration abdominale (14.1, page 198).

- En expirant lentement, pliez une jambe et contractez les muscles de la cuisse en laissant glisser le talon sur le matelas.

- Puis, toujours en contractant les muscles, étendez la jambe lentement. Faites le même mouvement avec l'autre jambe.

- **Effectuez cet exercice 10 fois, 2 fois par jour.** Il stimule la circulation sanguine tout en maintenant la force musculaire de vos jambes.

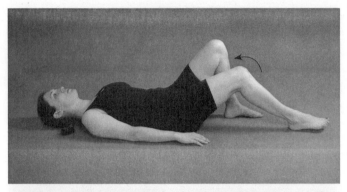

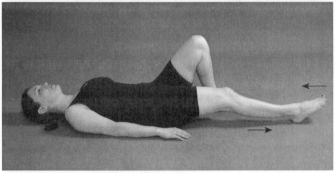

Les exercices de stimulation du mouvement intestinal

Après une chirurgie abdominale comme la césarienne, le mouvement intestinal (transit) est ralenti. Les gaz intestinaux s'accumulent dans l'abdomen. On se sent alors gonflée et, si les intestins tardent à reprendre leur activité, ce ballonnement peut devenir inconfortable, voire douloureux. Il est possible de prévenir ces problèmes en faisant les exercices suivants dès le lendemain de la césarienne.

Exercice 14.6
LA RESPIRATION ABDOMINALE EXAGÉRÉE

- Dans la position de votre choix, couchée, assise ou à quatre pattes, commencez par expirer par la bouche en rentrant le nombril de façon à serrer le ventre doucement .

afin de chasser l'air lentement. Ne forcez pas l'expiration, vous n'avez pas à vider l'air rapidement.

- Expirez lentement, assez longtemps pour sentir le travail des muscles profonds du ventre (resserrement du bas-ventre). Puis relâchez le ventre et laissez-le se gonfler doucement.

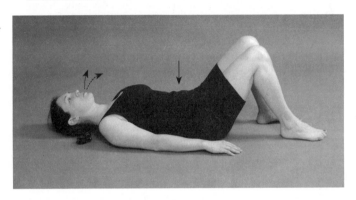

- Les mouvements de serrement et de gonflement de l'abdomen, en massant le ventre, contribueront à stimuler le transit intestinal.
- **Faites l'exercice 5 fois, toutes les 2 ou 3 heures.**

Exercice 14.7
LA RESPIRATION ABDOMINALE ET LES MOUVEMENTS LATÉRAUX DES JAMBES

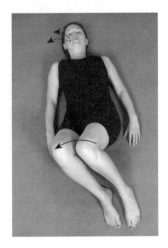

- En position couchée, genoux fléchis, expirez par la bouche en rentrant le nombril de façon à serrer le ventre pour chasser l'air lentement et, en même temps, inclinez les genoux vers le côté gauche.
- Puis relâchez le ventre et laissez-le se gonfler.

- Répétez l'expiration et reprenez la position initiale, genoux fléchis au centre.
- Relâchez ensuite le ventre et laissez-le se gonfler.
- Répétez l'exercice, cette fois en inclinant les jambes vers le côté droit.
- **Faites l'exercice 5 fois de chaque côté, après les repas.** Il produit un étirement du tronc et un massage des intestins, côté droit (côlon ascendant) et côté gauche (côlon descendant), stimulant ainsi le mouvement intestinal.

Exercice 14.8
La respiration abdominale et la flexion du tronc

- Lorsque vous pouvez vous lever et marcher dans la chambre, faites la respiration abdominale exagérée (14.6, page 208), mais cette fois-ci en position debout, penchée vers l'avant, les bras en appui sur une table ou sur le dossier d'une chaise et les jambes légèrement écartées.
- **Faites l'exercice 10 fois toutes les 3 heures.**

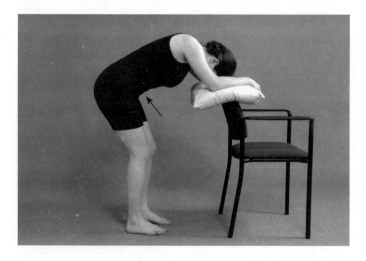

Exercice 14.9
LE MASSAGE DE L'ABDOMEN

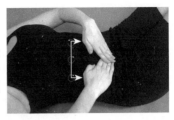

Le massage de l'abdomen peut lui aussi être efficace pour stimuler le transit intestinal et évacuer les gaz.

• Faites des mouvements circulaires avec la paume de la main en exerçant une légère pression sur l'abdomen.

• Le mouvement doit se faire en partant de la droite vers le haut (côlon ascendant), puis vers la gauche (côlon transverse) et, finalement, vers le bas (côlon descendant).

• **Faites l'exercice 5 fois, après les repas.**

La prévention de la constipation

Après l'accouchement par césarienne, on a tendance à éviter d'aller à la selle, car on a peur que ce soit douloureux. On risque ainsi de devenir constipée. Afin de prévenir la constipation, buvez beaucoup (environ deux litres d'eau par jour ou un grand verre d'eau à chaque allaitement) et augmentez la quantité de fibres dans votre alimentation. De plus, faites quelques exercices et massages pour stimuler le mouvement intestinal (voir la respiration abdominale exagérée (14.6, page 208), avec les mouvements latéraux des jambes (14.7, page 209) et avec la flexion du tronc (14.8, page 210), de même que le massage de l'abdomen (14.9, page 211).

La position à adopter aux toilettes et la méthode de poussée

Aux toilettes, prévoyez si possible un support d'environ 15 cm pour vos pieds (un annuaire téléphonique sous chaque pied, par exemple) de façon que vos genoux soient plus hauts que vos hanches. Cette position imite la position accroupie, qui est la plus favorable pour aller à la selle. Penchez-vous

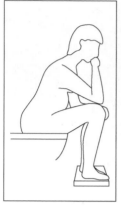

ensuite vers l'avant, le dos droit et, si l'expulsion n'est pas spontanée, serrez le ventre, en le supportant avec la main ou un petit oreiller, et poussez en expirant dans votre poing fermé. Il est important de ne pas pousser en bloquant votre respiration, car cela créerait une trop grande pression sur la plaie et sur le périnée. Si vous n'arrivez pas à évacuer rapidement, n'insistez pas trop et attendez plutôt d'en ressentir à nouveau le besoin.

Exercice 14.10

LE MASSAGE DE LA CICATRICE ABDOMINALE

La cicatrisation de la plaie abdominale ne se fait pas toujours facilement, car certaines peaux cicatrisent moins bien que d'autres. Ainsi, la cicatrice peut être adhérente et doulou-reuse. Si vous sentez encore la cicatrice tirer en faisant des mouvements de flexion ou une rotation du tronc (se pencher en avant ou sur le côté) cinq semaines et plus après l'accou-chement par césarienne, vous pouvez faire le massage de la cicatrice de l'abdomen. Le massage assouplira la cicatrice, réduira les adhérences et, par conséquent, les douleurs et le sentiment d'inconfort pendant les mouvements.

- Avec une huile ou une crème à base de vitamine E, massez en faisant de petits cercles de chaque côté de la cicatrice afin d'assouplir les tissus.

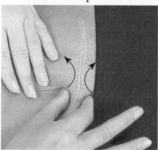
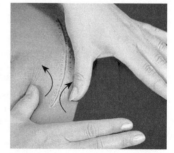

- Soulevez ensuite la peau avec deux doigts, tout le long de la cicatrice, afin de défaire les adhérences entre la peau et les autres tissus.

- **Faites l'exercice pendant 5 minutes, 1 fois par jour, pendant 1 à 2 semaines.**

- Pour maximiser l'effet du massage, faites-le précéder d'un bain chaud d'une vingtaine de minutes. La peau sera plus souple et donc plus facile à masser.

Les exercices de renforcement et d'assouplissement des muscles du plancher pelvien, des abdominaux, du dos et du bassin peuvent être repris progressivement une semaine après la césarienne. Les activités cardiovasculaires, quant à elles, peuvent l'être graduellement, un mois après la césarienne. Consultez le tableau à la page 218 pour vous guider.

 Conseil

N'hésitez pas à prendre votre médication pour bien soulager vos douleurs postcésarienne. Vous serez alors plus détendue et pourrez faire vos exercices plus facilement.

En conclusion

Un moment qui vous appartient

Vous aurez sans doute beaucoup de choses à faire et à régler dans les prochains mois. Ce programme d'exercices vous permet de réserver chaque jour un moment pour penser à vous. L'activité physique vous aidera à vous sentir mieux dans votre peau et à être plus énergique dans vos activités quotidiennes. Le temps que vous consacrerez à ces exercices est très important. Il contribuera à vous redonner l'énergie nécessaire à l'accomplissement des tâches reliées à votre nouveau rôle de mère en plus de vous permettre de retrouver votre taille et votre forme physique. N'hésitez pas à communiquer avec un ou une physiothérapeute si vous avez des questions sur votre condition ou sur ce programme d'exercices.

Bonne chance!

ANNEXE : TABLEAU DES EXERCICES • ACCOUCHEMENT PAR VOIE VAGINALE

	Exercices respiratoires	Exercices circulatoires	Soins du périnée	Prév. de la constipation	Massage du périnée	Renf. du plancher pelvien	Renf. des abdominaux	Diastase
Jour de l'acc.	1.1	2.1, 2.2						
1er jour après	1.1	2.1, 2.2	3.1, 3.3	4.1, 4.2, 4.3			7.1	
1re sem. après			3.3	4.1, 4.2, 4.3			7.1	
2e sem. après				4.1, 4.2, 4.3 au besoin		6.1, 6.3, 6.4, 6.5	7.1	
3e sem. après				4.1, 4.2, 4.3		6.1, 6.3, 6.4, 6.5	7.1	
4e sem. après				4.1, 4.2, 4.3	5.1, 5.2, 5.3	6.1, 6.3, 6.4, 6.5, 6.6	7.2, 7.3	
6e sem. après				4.1, 4.2, 4.3	5.1, 5.2, 5.3	6.1, 6.3, 6.4, 6.5, 6.6		8.1
8e sem. après			3.3	4.1, 4.2, 4.3	5.1, 5.2, 5.3	6.1, 6.3, 6.4, 6.5, 6.6		
12e sem. après			3.3	4.1, 4.2, 4.3	5.1, 5.2, 5.3	6.1, 6.3, 6.4, 6.5, 6.6, 6.7		

ANNEXE : TABLEAU DES EXERCICES • ACCOUCHEMENT PAR VOIE VAGINALE (SUITE)

	Prog. de renf. des abdo.	Renf. des pectoraux	Renf. et assoupl. du dos
Jour de l'acc.			
1er jour après			
1re sem. après		10.1, 10.2, 10.4, 10.5	11.1, 11.3 à 11.8 au besoin
2e sem. après		10.1, 10.2, 10.4, 10.5	11.1, 11.3 à 11.8 au besoin
3e sem. après		10.2, 10.3, 10.4, 10.5	11.2, 11.3 à 11.8 au besoin
4e sem. après		10.2, 10.3, 10.4, 10.5	11.3 à 11.8 au besoin
6e sem. après	9.1, 9.2, 9.3	10.2, 10.3, 10.4, 10.5	11.1 à 11.3, 11.5, 11.8 au besoin
8e sem. après	9.1, 9.2, 9.3		11.3 à 11.8 au besoin
12e sem. après	9.1, 9.2, 9.3		11.3 à 11.8 au besoin

Annexe : Tableau des exercices • Accouchement par césarienne

	Exercices respiratoires	Exercices circulatoires	Stimulation mouvement intestinal	Prévention de la constipation (page 211)	Massage de la cicatrice	Renforcement du plancher pelvien	Renforcement des abdominaux
Jour de l'accouchement	14.1, 14.2	14.3, 14.4, 14.5					
1er jour après	14.1, 14.2	14.3, 14.4, 14.5	14.6, 14.7, 14.8, 14.9	Au besoin			7.1
1re sem. après			14.6, 14.7, 14.8, 14.9	Au besoin			7.1, 7.2
2e sem. après			14.6, 14.7, 14.8, 14.9	Au besoin		6.1 à 6.6	7.1, 7.2
3e sem. après			14.6, 14.7, 14.8, 14.9	Au besoin		6.1 à 6.6	7.1, 7.2
4e sem. après			14.6, 14.7, 14.8, 14.9	Au besoin		6.1 à 6.6	7.1 à 7.3
6e sem. après			14.6, 14.7, 14.8, 14.9	Au besoin	14.10	6.1 à 6.6	7.3
8e sem. après				Au besoin		6.1 à 6.6	7.3
12e sem. après				Au besoin		6.1 à 6.6	

Annexe : Tableau des exercices • Accouchement par césarienne

Jour de l'accouchement	Diastase	Progression du renforcement des abdominaux sans diastase	Renforcement des pectoraux	Renforcement et assouplissement du dos
1er jour après				11.3 à 11.6
1re sem. après			10.1 à 10.5	11.3 à 11.6
2e sem. après			10.1 à 10.5	11.1 à 11.6
3e sem. après			10.1 à 10.5	11.1 à 11.6
4e sem. après			10.1 à 10.5	11.1 à 11.6
6e sem. après	8.1, 7.1 à 7.3	9.1, 9.2	10.1 à 10.5	11.1 à 11.6
8e sem. après	8.1, 7.3	9.1 à 9.3	10.1 à 10.5	11.1 à 11.6
12e sem. après		9.1 à 9.3	10.1 à 10.5	11.1 à 11.6

INDEX

BIBLIOGRAPHIE

AMERICAN COLLEGE OF OBSTETRICIANS AND GYNECOLOGISTS. *Exercise during Pregnancy.* Washington : ACOG, 2003.

AMERICAN COLLEGE OF OBSTETRICIANS AND GYNECOLOGISTS. *Easing Back Pain during Pregnancy.* Washington : ACOG, 2009.

BORG-STEIN, J., S.A. DUGAN and J. GRUBER. « Musculoskeletal aspects of pregnancy ». *Am J Phys Med Rehabil.* 2005 84 (3):180-92.

CROTEAU, A. *Revue et méta-analyse des connaissances concernant le soulèvement de charges et la grossesse.* Québec : Centre de santé publique de Québec, 1997. 25 p.

CROTEAU, A. *Revue et méta-analyse des connaissances concernant la station debout et la grossesse.* Québec : Régie régionale de la santé et des services sociaux de Québec, 1999. 43 p.

CROTEAU, A. *L'horaire de travail et ses effets sur le résultat de la grossesse : méta-analyse et méta-régression – mise-à-jour.* Montréal : Institut national de santé publique du Québec, 2007. 149 p.

DAMEN, L. *et al.* « Pelvic pain during pregnancy is associated with asymetric laxity of the sacroiliac joints ». *Acta Obstet Gynecol Scand.* 2001 80 : 1019-1024.

DAVIES, G.A.L. *et al.* « Directive clinique conjointe de la SOGC et de la SCPE – L'exercice physique pendant la grossesse et le postpartum ». *J. Obstet Gynæcol Can.* 2003 129:1-7. Disponible sur le Web :
www.sogc.org/guidelines/public/129F-JCPG-Juin2003.pdf

DAVIS, G. « L'exercice physique pendant la grossesse et le postpartum ». *J. Obstet Gynaecol Can.* 2003 25 (6) : 523-529.

DUMOULIN, C. *En forme après bébé : exercices et conseils.* Montréal : Éditions de l'Hôpital Sainte-Justine, 2000.

DUMOULIN, C. *En forme en attendant bébé : exercices et conseils.* Montréal : Éditions de l'Hôpital Sainte-Justine, 2001.

DUMOULIN, C., M.C. Lemieux, D. BOURBONNAIS, D. GRAVEL, G. BRAVO et M. MORIN. « Supervised multi-modal pelvic floor rehabilitation for persistant postnatal stress urinary incontinence : a randomized control trial ». *Obstetrics & Gynecology.* 2004 104 (3) : 504-510.

FRY, D. « Perinatal symphysis pubis dysfunction : a review of the literature ». *Current Directions in Women's Health.* 2002. Summer : 3-10.

GARSHABI A. and S.F. ZADEH. « The effect of exercise on the intensity of low back pain in pregnant women ». *International Journal of Gynecology and Obstetrics.* 2005 88 : 271-275.

GLUTKE, A. and H.C. ÖSTGAARD. « Association between muscle function and low back pain in relation to pregnancy ». *J. Rehabil Med.* 2008 40 : 304-311.

HANS, L., M.D. CARLSON *et al.* « Understanding and managing the back pain of pregnancy ». *Current Women's Health Reports.* 2003 3 : 65-71.

HAY-SMITH, J., S. MØRKVED, K.A. FAIRBROTHER and G.P. HERBISON. « Pelvic floor muscle training for prevention and treatment of urinary and faecal incontinence in antenatal and postnatal women ». *Cochrane Database of Systematic Reviews.* 2008, Issue 4. Art. no. : CD007471.

HO, S. « Effectiveness of maternity support belts in reducing low back pain during pregnancy : a review ». *Journal of Clinical Nursing.* 2009 18 : 1523-1532.

Institut national de santé publique du Québec. Comité médical provincial en santé au travail du Québec. *Retrait préventif de la travailleuse enceinte : les contraintes ergonomiques.* Québec : Institut national de santé publique du Québec, 2000.

Institut national de santé publique du Québec. Direction des risques biologiques, environnementaux et occupationnels. *L'horaire de travail et ses effets sur le résultat de la grossesse : méta-analyse et méta-régression.* Québec : Institut national de santé publique du Québec, 2007.

Kalus, S.M. « Managing back pain in pregnancy using a support garment : a randomised trial ». *BJOG* 2008 115 : 68-75.

Kochan-Vintinner, A. In : Wolfe, L. and M. Mottola eds. *Active Living during Pregnancy.* Ottawa : Société des obstétriciens et gynécologues du Canada et Santé Canada / Ottawa : Société canadienne pour la physiologie de l'exercice, 2003.

Lo, T., G. Candido and P. Janssen. « Diastasis of the recti abdominis in pregnancy : risk factors and treatment ». *Physiotherapy Canada.* 1999 51 (1) : 32-36.

Mørkved, S. and K. Bo. « Effect of postpartum pelvic floor muscle training in prevention and treatment of urinary incontinence : a one-year follow up ». *Br J Obstet Gynaecol* 2000 107 : 1022–1028.

Pennick, V. and G. Young. « Interventions for preventing and treating pelvic and back pain in pregnancy ». *Cochrane Database of Systematic Reviews.* 2007, Issue 2. Art. no. : CD001139.

Polden, M. and J. Mantle. *Physiotherapy in Obstetrics and Gynaecology.* Oxford : Butterworth-Heinemann, 2004.

Régie régionale de santé publique du Québec. Groupe de référence Grossesse – Travail. *Revue et méta-analyse des connaissances concernant la station debout et la grossesse.* Québec : Régie régionale de santé publique du Québec, 1999..

Ruckhaberle, E. « Prospective randomised multicentre trial with the birth trainer EPI-NO® for the prevention of perineal trauma ». *Australian and New Zealand Journal of Obstetrics and Gynaecology* 2009 49 (5) : 478-483.

Santé Canada. *Avis sur les risques associés aux porte-bébés en bandoulière ou souples.* Ottawa : Santé Canada, 2010. Disponible sur le Web :
www.hc-sc.gc.ca/ahc-asc/media/advisories-avis/_2010/2010_36-fra.php

Sartore, A. *et al.* « The urine stream interruption test and pelvic muscle function in puerperium ». *International Journal of Gynecology and Obstetrics.* 2002 78 (3) : 235-239.

Société canadienne de la physiologie de l'exercice. *Examen d'aptitude à l'activité physique pendant la grossesse (X-AAP pour femmes enceintes).* Ottawa : Société canadienne de la physiologie de l'exercice, 2002.
Disponible sur le Web : www.csep.ca/pdfs/parmed-xpreg(2002).pdf

Stuge, B. « The efficacy of a treatment program focusing on specific stabilizing exercises for pelvic girdle pain after pregnancy : A two-year follow-up of a randomized clinical trial ». *Spine.* 2004 29 (10) :197-203.

Suputtitada, A. « Effect of the sitting pelvic tilt exercise during the third trimester in primigravidas on back pain ». *J Med Assoc Thai.* 2002 85 (Suppl 1) : S170-S179.

Van Tulder, M.W. « Lumbar supports for prevention and treatment of low back pain ». *Cochrane Database of Systematic Reviews.* 2008 Issue 2. Art. no. : CD001823.

Vermani, E. « Pelvic girdle pain and low back pain in pregnancy : A review ». *Pain Practice.* 2010 10 (1) : 60-71.

Wolfe, L.A. and M.F. Mottola. « Validation of guidelines for aerobic exercise in Pregnancy ». In : D.A. Kumbhare and J.V. Basmajian, eds. *Decision Making and Outcomes in Sports Rehabilitation.* New York : Churchill Livingstone, 2000 : 205–222.

OUVRAGES PARUS DANS LA MÊME COLLECTION

L'ATTACHEMENT, UN DÉPART POUR LA VIE
Gloria Jeliu, Gilles Fortin et Yvon Gauthier
ISBN 978-2-89619-145-1   2009/132 p.

AU-DELÀ DE LA DÉFICIENCE PHYSIQUE OU INTELLECTUELLE
UN ENFANT À DÉCOUVRIR
Francine Ferland
ISBN 2-922770-09-5   2001/232 p.

AU FIL DES JOURS... APRÈS L'ACCOUCHEMENT
L'équipe de périnatalité de l'Hôpital Sainte-Justine
ISBN 2-922770-18-4   2001/96 p.

AU RETOUR DE L'ÉCOLE...
LA PLACE DES PARENTS DANS L'APPRENTISSAGE SCOLAIRE
2ᵉ ÉDITION
Marie-Claude Béliveau
ISBN 2-922770-80-X   2004/280 p.

AVANT ET APRÈS BÉBÉ
EXERCICES ET CONSEILS
CHANTALE DUMOULIN
ISBN 978-2-89619-426-1   2011/232 p.

CHOISIR POUR DEUX
L'ALIMENTATION DE LA FEMME ENCEINTE
Renée Cyr
ISBN 978-289619-432-2   2011/144 p.

COMPRENDRE ET GUIDER LE JEUNE ENFANT
À LA MAISON, À LA GARDERIE
Sylvie Bourcier
ISBN 2-922770-85-0   2004/168 p.

DE LA TÉTÉE À LA CUILLÈRE
BIEN NOURRIR MON ENFANT DE 0 À 1 AN
Linda Benabdesselam et autres
ISBN 2-922770-86-9   2004/144 p.

LE DÉVELOPPEMENT DE L'ENFANT AU QUOTIDIEN
DU BERCEAU À L'ÉCOLE PRIMAIRE
Francine Ferland
ISBN 2-89619-002-3   2004/248 p.

LE DIABÈTE CHEZ L'ENFANT ET L'ADOLESCENT
Louis Geoffroy, Monique Gonthier et les autres membres de l'équipe
de la Clinique du diabète de l'Hôpital Sainte-Justine
ISBN 2-922770-47-8   2003/368 p.

LA DISCIPLINE, UN JEU D'ENFANT
Brigitte Racine
ISBN 978-2-89619-119-2   2008/136 p.

DROGUES ET ADOLESCENCE
RÉPONSES AUX QUESTIONS DES PARENTS - 2E ÉDITION
Étienne Gaudet
ISBN 978-2-89619-180-2   2009/136 p.

DYSLEXIE ET AUTRES MAUX D'ÉCOLE
QUAND ET COMMENT INTERVENIR
Marie-Claude Béliveau
ISBN 978-2-89619-121-5   2007/296 p.

ENFANCES BLESSÉES, SOCIÉTÉS APPAUVRIES
DRAMES D'ENFANTS AUX CONSÉQUENCES SÉRIEUSES
Gilles Julien
ISBN 2-89619-036-8   2005/256 p.

L'ENFANT ADOPTÉ DANS LE MONDE
(EN QUINZE CHAPITRES ET DEMI)
Jean-François Chicoine, Patricia Germain et Johanne Lemieux
ISBN 2-922770-56-7   2003/480 p.

L'ENFANT ET LES ÉCRANS
Sylvie Bourcier
ISBN 978-2-89619-253-3   2010/184 p.

L'ENFANT, L'ADOLESCENT ET LE SPORT DE COMPÉTITION
Sous la direction de Line Déziel
ISBN 978-2-89619-420-9   2010/200 p.

L'ENFANT MALADE
RÉPERCUSSIONS ET ESPOIRS
Johanne Boivin, Sylvain Palardy et Geneviève Tellier
ISBN 2-921858-96-7   2000/96 p.

L'ENFANT VICTIME D'AGRESSION SEXUELLE
COMPRENDRE ET AIDER
Frédérique Saint-Pierre et Marie-France Viau
ISBN 978-2-89619-237-3   2010/232 p.

ENFIN JE DORS... ET MES PARENTS AUSSI
Evelyne Martello
ISBN 978-2-89619-082-9   2007/120 p.

L'ÉPILEPSIE CHEZ L'ENFANT ET L'ADOLESCENT
Anne Lortie, Michel Vanasse et autres
ISBN 2-89619-070-8   2006/208 p.

L'ESTIME DE SOI DES ADOLESCENTS
Germain Duclos, Danielle Laporte et Jacques Ross
ISBN 2-922770-42-7   2002/96 p.

L'ESTIME DE SOI DES 6-12 ANS
Danielle Laporte et Lise Sévigny
ISBN 2-922770-44-3   2002/112 p.

L'ESTIME DE SOI, UN PASSEPORT POUR LA VIE
3ᴱ ÉDITION
Germain Duclos
ISBN 978-2-89619-254-0   2010/248 p.

ET SI ON JOUAIT?
LE JEU DURANT L'ENFANCE ET POUR TOUTE LA VIE – 2ᵉ ÉDITION
Francine Ferland
ISBN 2-89619-035-X   2005/212 p.

ÊTRE PARENT, UNE AFFAIRE DE CŒUR
2ᴱ ÉDITION
Danielle Laporte
ISBN 2-89619-021-X   2005/280 p.

FAMILLE, QU'APPORTES-TU À L'ENFANT?
Michel Lemay
ISBN 2-922770-11-7   2001/216 p.

LA FAMILLE RECOMPOSÉE
UNE FAMILLE COMPOSÉE SUR UN AIR DIFFÉRENT
Marie-Christine Saint-Jacques et Claudine Parent
ISBN 2-922770-33-8   2002/144 p.

FAVORISER L'ESTIME DE SOI DES 0-6 ANS
Danielle Laporte
ISBN 2-922770-43-5   2002/112 p.

LE GRAND MONDE DES PETITS DE 0 À 5 ANS
Sylvie Bourcier
ISBN 2-89619-063-5   2006/168 p.

GRANDS-PARENTS AUJOURD'HUI - PLAISIRS ET PIÈGES
Francine Ferland
ISBN 2-922770-60-5   2003/152 p.

GUIDE INFO-FAMILLE
ORGANISMES-LIVRES-SITES INTERNET-DVD
Centre d'information du CHU Sainte-Justine
ISBN 978-2-89619-137-6   2008/600 p.

GUIDE POUR PARENTS INQUIETS
AIMER SANS SE CULPABILISER – 2ᴱ ÉDITION
Michel Maziade
ISBN 978-2-89619-255-7   2010/208 p.

GUIDER MON ENFANT DANS SA VIE SCOLAIRE
2ᴱ ÉDITION
Germain Duclos
ISBN 2-89619-062-7   2006/280 p.

L'HYDROCÉPHALIE : GRANDIR ET VIVRE AVEC UNE DÉRIVATION
Nathalie Boëls
ISBN 2-89619-051-1   2006/112 p.

J'AI MAL À L'ÉCOLE
TROUBLES AFFECTIFS ET DIFFICULTÉS SCOLAIRES
Marie-Claude Béliveau
ISBN 2-922770-46-X   2002/168 p.

JOUER À BIEN MANGER
NOURRIR MON ENFANT DE 1 À 2 ANS
Danielle Regimbald, Linda Benabdesselam,
Stéphanie Benoît et Micheline Poliquin
ISBN 2-89619-054-6   2006/160 p.

JUMEAUX : MISSION POSSIBLE !
Gisèle Séguin
ISBN 978-2-89619-156-7   2009/288 p.

LES MALADIES NEUROMUSCULAIRES CHEZ L'ENFANT
ET L'ADOLESCENT
Sous la direction de Michel Vanasse, Hélène Paré,
Yves Brousseau et Sylvie D'Arcy
ISBN 2-922770-88-5   2004/376 p.

MIEUX VIVRE L'ÉCOLE…
EN 7 SAVOIRS ET QUELQUES ASTUCES
Marie-Claude Béliveau
ISBN 978-2-89619-256-4   2011/216 p.

MON CERVEAU NE M'ÉCOUTE PAS
COMPRENDRE ET AIDER L'ENFANT DYSPRAXIQUE
Sylvie Breton et France Léger
ISBN 978-2-89619-081-2   2007/192 p.

LA MOTIVATION À L'ÉCOLE, UN PASSEPORT POUR L'AVENIR
Germain Duclos
ISBN 978-2-89619-235-9   2010/160 p.

Musique, musicothérapie et développement de l'enfant
Guylaine Vaillancourt
ISBN 2-89619-031-7   2005/184 p.

Le nanisme
Se faire une place au soleil dans un monde de grands
Nathalie Boëls
ISBN 978-2-89619-138-3   2008/184 p.

Parents d'ados
De la tolérance nécessaire à la nécessité d'intervenir
Céline Boisvert
ISBN 2-922770-69-9   2003/216 p.

Les parents se séparent...
Pour mieux vivre la crise et aider son enfant
Richard Cloutier, Lorraine Filion et Harry Timmermans
ISBN 2-922770-12-5   2001/164 p.

Pour parents débordés et en manque d'énergie
Francine Ferland
ISBN 2-89619-051-1   2006/136 p.

Prévenir l'obésité chez les enfants
Une question d'équilibre
Renée Cyr
ISBN 978-2-89619-147-5   2009/144 p.

Raconte-moi une histoire
Pourquoi? Laquelle? Comment?
Francine Ferland
ISBN 2-89619-116-1   2008/168 p.

Responsabiliser son enfant
Germain Duclos et Martin Duclos
ISBN 2-89619-00-3   2005/200 p.

Santé mentale et psychiatrie pour enfants
Des professionnels se présentent
Bernadette Côté et autres
ISBN 2-89619-022-8   2005/128 p.

La scoliose
Se préparer à la chirurgie
Julie Joncas et collaborateurs
ISBN 2-921858-85-1   2000/96 p.

LE SÉJOUR DE MON ENFANT À L'HÔPITAL
Isabelle Amyot, Anne-Claude Bernard-Bonnin, Isabelle Papineau
ISBN 2-922770-84-2   2004/120 p.

LA SEXUALITÉ DE L'ENFANT EXPLIQUÉE AUX PARENTS
Frédérique Saint-Pierre et Marie-France Viau
ISBN 2-89619-069-4   2006/208 p.

TEMPÊTE DANS LA FAMILLE
LES ENFANTS ET LA VIOLENCE CONJUGALE
2ᴱ ÉDITION
Isabelle Côté, Louis-François Dallaire et Jean-François Vézina
ISBN 978-2-89619-428-5   2011/206 p.

LE TROUBLE DE DÉFICIT DE L'ATTENTION
AVEC OU SANS HYPERACTIVITÉ
Stacey Bélanger, Michel Vanasse et coll.
ISBN 978-2-89619-136-9   2008/240 p.

LES TROUBLES ANXIEUX EXPLIQUÉS AUX PARENTS
Chantal Baron
ISBN 2-922770-25-7   2001/88 p.

LES TROUBLES D'APPRENTISSAGE :
COMPRENDRE ET INTERVENIR
Denise Destrempes-Marquez et Louise Lafleur
ISBN 2-921858-66-5   1999/128 p.

VOTRE ENFANT ET LES MÉDICAMENTS :
INFORMATIONS ET CONSEILS
Catherine Dehaut, Annie Lavoie, Denis Lebel, Hélène Roy
et Roxane Therrien
ISBN 2-89619-017-1   2005/332 p.